靳三针
临症配穴法

第 2 版

柴铁劬 编著

人民卫生出版社

图书在版编目（CIP）数据

靳三针临症配穴法/柴铁劬编著.—2版.—北京：人民卫生出
版社,2018

ISBN 978-7-117-26078-7

Ⅰ.①靳⋯　Ⅱ.①柴⋯　Ⅲ.①针灸疗法-选穴　Ⅳ.①R224.2

中国版本图书馆 CIP 数据核字（2018）第 146212 号

| 人卫智网 | www.ipmph.com | 医学教育、学术、考试、健康，购书智慧智能综合服务平台 |
| 人卫官网 | www.pmph.com | 人卫官方资讯发布平台 |

靳三针临症配穴法
第 2 版

编　　著：柴铁劬
出版发行：人民卫生出版社（中继线 010-59780011）
地　　址：北京市朝阳区潘家园南里 19 号
邮　　编：100021
E - mail：pmph @ pmph.com
购书热线：010-59787592　010-59787584　010-65264830
印　　刷：廊坊一二〇六印刷厂
经　　销：新华书店
开　　本：710×1000　1/16　印张：15
字　　数：181 千字
版　　次：1998 年 6 月第 1 版　2018 年 8 月第 2 版
　　　　　2023 年 11 月第 2 版第 5 次印刷（总第 23 次印刷）
标准书号：ISBN 978-7-117-26078-7
定　　价：52.00 元

打击盗版举报电话：010-59787491　E-mail：WQ @ pmph.com
（凡属印装质量问题请与本社市场营销中心联系退换）

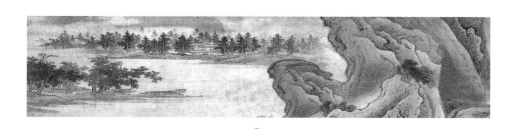

原　序

　　我从听闻靳瑞老师的大名到跟随靳老学习，直到今天，走过了整整二十个年头。对我的一生，这也是颇值得一记的二十年。

　　二十年前，我在河南中医学院读本科时，广州中医学院靳瑞教授的大名即如雷贯耳。当我欲考硕士研究生时，对针灸专业向往已久。因为当时河南中医学院尚无针灸本科专业，临床专业也只有中医学一个专业，这也是当时全国绝大多数中医学院本科的状况。当时规定针灸属临床专业，应届生不得报考，我也只能报考基础专业了。待我在河南中医学院工作两年后考中广州中医学院硕士，虽说不是针灸专业，但却非常有缘地和靳老的两位硕士生同住一室，其中一位就是直到现在都是好友的梁世贤。梁是第一位开始把《针刺疗法治疗弱智儿童的研究》当成硕士毕业论文题目的研究生，从他开始了靳三针治疗智障的系列研究。有了这种关系，我得以与梁一起在广东省内的多家医院驻诊，也就有了常见靳老、跟随靳老学习的机会。硕士毕业后，我有机会去新加坡数月，这是我第一次踏出国门。在惊叹新加坡的美丽、整洁、充满人文关怀的同时，也第一次切身领略了针灸推拿在异国他乡的广受青睐与独特魅力。待我返回广州，即立志入学重修针灸，深望得到针灸之真谛，萌生了作靳老弟子的愿望。数月苦读之后，我终于考上靳老的博士研究生，亲聆靳老教诲三年。其间侍诊于广东省妇幼保健院，靳老建立了省内第一家儿童脑瘫康复中心，驻诊梅州、兴宁、河源、开平、茂名、花都、曲江，更令我无数次亲睹了靳老在病人中的巨大感召力。哪里有靳老，哪里就有众多患者候诊。靳老的言传身教，使我对针灸、对临床有了切身体会，靳老深入基层的作风也打开了我的临床眼界。白天面对各种奇难杂症，也使我晚上认真钻研、勤奋多思，为针灸临床打下了较好的基础。其后在西医院神经专科的进修，帮助我打下了较坚实的专科基础。毕业留校数年，乃至任针灸推拿学院院长的五年多时间中，更是时时为靳三针的发展聊尽绵薄之力，努力添砖加瓦。其间作为中医学史硕士生彭丹凤的协助指导老师，指导彭系统录音整理了靳老一生从医经历，并指导其完成《靳瑞教授从医经历及学术思想研究》的硕士论文，可以说为今后中国针灸现代史积累了宝贵的第一手原始资料，是本人颇感欣慰的一件事。

二十年来，我目睹与亲历了靳三针的发展，深感这是靳老投入了毕生精力的事业，是十数届靳门弟子努力的结晶。本人只是有幸能为靳三针的发扬光大尽自己的一份力量而已。此书乃靳老心血的结晶、诸弟子齐心协力的结果，仅借本人之手结集成书而已，非敢贪天之功为己有。

往事悠悠，历历如昨。靳老已越古稀，屡遭中风之挫而尚能笑谈如斯，真乃众弟子之幸，众患者之幸，针灸界同仁之幸。谨此稿成之际，书此且以为序。

广州中医药大学针灸推拿学院院长、针灸学博士

教授、博士生导师　柴铁劬

2008 年 10 月 20 日于羊城应元新居

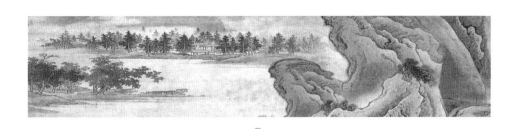

修订自序

感谢读者对这本小书的厚爱，出版 10 年，印刷近 20 余次。为了满足广大读者对这本书的需求，补充近 10 年来我的临床心得感悟，决定对此书进行修订。

10 年前的初版，详尽总结了靳三针的全部配穴及其临床应用，这门特殊的针灸治疗技术和流派特色得以完整地呈现给读者，这是针灸"术"的层面。10 年后的今天，我已过知天命之年，尤其是离开针灸推拿学院院长的职位后，有了更多时间静心深潜于学术之中，有了更多的机会到全国乃至世界各地讲授中医、讲授针灸、讲授《黄帝内经》，使我对中医之道、针灸之道有了更深的认识。所以这次修订，实在是这 10 年悟道的总结。术以载道，道无术不显；道乃术之根，无道毛焉附?! 医学临床思维模式的建立是做一个好医生的前提和基础。体悟中医之道，是做一个好中医、好针灸医生的前提。这次修订，大量增加的就是中医"道"的内容，希望对读者"悟道"有所帮助。

孔圣《大学》开篇即言："大学之道，在明明德，在亲民，在止于至善。知止而后能定，定而后能静，静而后能安，安而后能虑，虑而后能得。物有本末，事有终始，知所先后，则近道矣。"明德必由之途是定、静、安、虑，而后方能有得。今日大学几成职业培训学校，本末已倒置，何能近道？每个学年，我都力争尽绵薄之力开办一次讲座，告诉莘莘学子，大学五年，应"驰骋运动场，横扫图书馆"。运动场给你一个强健的体魄，图书馆给你一个独立思考的人格，穿越时空，与无数先贤智者对话。医学从来不是一门孤立的自然科学，而是深深植根于自己的文化母体之中，中医学尤其如此。没有深厚的文化积淀，不可能成为一个好中医，这已为无数的名医成长之路所证实，这也是本书修订重点充实的领域之一。

我太太是个内心很宁静的中医内科医生，宁静得几不食人间烟火、不知功名为何物，我们儿子的手机微信上妈妈的名字是"仙女妈妈"，这份宁静成就了她成为一个我最佩服的好中医，我们整个大家族因她而蒙福。在我们移居多伦多数年之后，一大群广州病友仍远隔重洋找她寻医问药。在加拿大这片人间净土，我们有了更多的机会实践我们纯中医的梦想。我常常想，那些虚名、虚假的光环蒙蔽了多少人的眼睛，误导了多少莘莘学子，贻害了多少慕虚名而求诊的病患。医学，这原本最高尚、最容不得虚假的职业，浊沙激荡，异化得令人叹惜。人生、人世间真是有太多无言以说的无奈。

靳老驾鹤西去，倏忽已近10年。先贤云：立德、立功、立言，为人生三不朽。 靳老已去，三针不朽。 愿已在净土的靳老，遥佑三针之花，香飘寰宇。

广州中医药大学教授　博士生导师

针灸学博士　柴铁劬

2018 年初于羊城江湾知缺斋

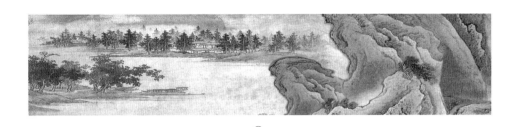

目　录

上　篇
"靳三针"配穴法

一、四神针 …………………… 2

二、智三针 …………………… 6

三、脑三针 …………………… 13

四、舌三针 …………………… 16

五、颞三针 …………………… 20

六、定神针 …………………… 25

七、晕痛针 …………………… 29

八、面肌针 …………………… 30

九、叉三针 …………………… 35

十、面瘫针 …………………… 40

十一、突三针 ………………… 45

十二、眼三针 ………………… 49

十三、鼻三针 ………………… 53

十四、耳三针 ………………… 58

十五、手三针 ………………… 64

十六、足三针 ………………… 70

十七、手智针 ………………… 80

十八、足智针 ………………… 84

十九、肩三针 ………………… 88

二十、膝三针 ………………… 92

二十一、腰三针 ……………… 99

二十二、颈三针 ……………… 103

二十三、背三针 ……………… 110

二十四、踝三针 ……………… 114

二十五、坐骨针 …………… 119

二十六、瘘三针 …………… 124

二十七、脂三针 …………… 127

二十八、胃三针 …………… 127

二十九、肠三针 …………… 129

三十、胆三针 ……………… 138

三十一、尿三针 …………… 142

三十二、阳三针 …………… 144

三十三、阴三针 …………… 146

三十四、闭三针 …………… 148

三十五、脱三针 …………… 149

三十六、肥三针 …………… 151

三十七、痫三针 …………… 154

三十八、褐三针 …………… 157

三十九、乳三针 …………… 158

下 篇

"靳三针" 主治疾病

一、内科病证 ……………… 166

（一）头痛 ………………… 166

（二）三叉神经痛 ………… 168

（三）面瘫 ………………… 170

（四）中风后遗症 ………… 176

（五）癫痫证 ……………… 178

（六）震颤麻痹 …………… 180

（七）痴呆 ………………… 182

（八）单纯性肥胖症 ……… 184

（九）不寐 ………………… 186

（十）眩晕 ………………… 188

（十一）咳嗽 ……………… 190

（十二）哮喘 ……………… 193

（十三）胃脘痛 …………… 196

（十四）阳痿 ……………… 198

二、骨外科病证 …………… 200

（一）颈椎病 ……………… 200

（二）肩关节周围炎 ……… 202

（三）腰痛 ………………… 204

（四）坐骨神经痛 ………… 205

（五）尿失禁 ……………… 207

三、五官科病证 …………… 209

（一）鼻炎 …………… 209

（二）耳鸣耳聋 ………… 211

（三）斜视 …………… 213

四、妇儿科病证 …………… *214*

（一）脑性瘫痪 …………… 214

（二）注意缺陷伴多动症 … 216

（三）月经不调 ………… 217

（四）不孕症 ………… 219

主要参考文献 ……………………………… *223*

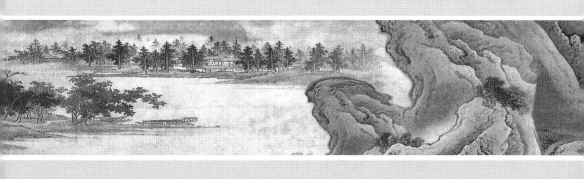

上　篇

"靳三针"配穴法

一、四神针

【组成】四神Ⅰ针、四神Ⅱ针、四神Ⅲ针、四神Ⅳ针。（图1~图4）

【配穴主治】智力低下、痴呆、头痛、头晕。

【临床心得】请注意四神针的定位是百会（两耳尖连线的中点处）前后左右各旁开1.5寸，四神聪定位是百会前后左右各旁开1寸。四神针范围更广，且针尖多数情况下是指向百会穴的。实质上笔者跟随靳老十多年，理解四神针就是四神聪，尤其是对儿童而言。靳老是充分考虑了儿童头身比例，6岁以下儿童头部占全身比例的1/7，成人才占1/11，年龄越小，头部所占比例越大，而同身寸是以患者本人的中指中节或拇指的宽度为标准的，所以儿童的同身寸1.5寸基本上也就是成人1寸了。

百会定位的标准描述是：头端正（不前倾后仰，不左右歪斜），两耳尖直上连线与前后正中线的交点。此描述不错，但未能真正体现古人"腧穴"的本义。"腧"即"输"之意，"穴"《说文》注"隙也"，腧穴是气血灌注的缝隙之处。中医学理论来源于古人上观天文，下察地理，中悟自身。古人深刻意识到地球人是地球的天、地

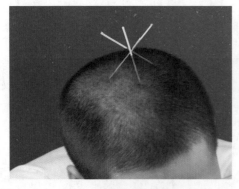

图1　四神针（针向1）

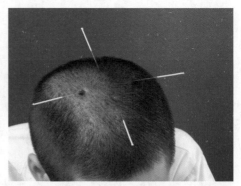

图2　四神针（针向2）

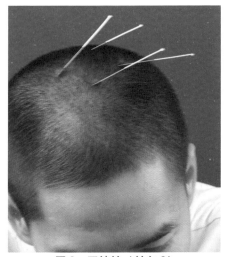

图3 四神针（针向3）

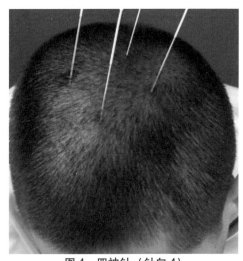

图4 四神针（针向4）

球的地所化育的生命。这个生命一定是适应地球这个天、地球这个地，才能生存的。地球人的生命个体是地球天地生命体的缩影，所以道家说：人身乃是一小宇宙。佛家说：每一微尘均是一小宇宙，宇宙有三千大千世界。中医学就是我们的先祖，以他们的智慧将他们理解的天地之道比拟于我们人身所创立的医学。大地有江河，人身有经脉。溪流是沿着大地的裂痕畅流、灌注的。人身的气血也是在人体组织、器官的缝隙处才能灌注进去。所以，每个穴位都是这种缝隙之处，是人体组织之间、肌肉之间、肌肉骨骼之间的缝隙，这才是"穴"的本义。所以，在百会穴定位的十字交叉线的交叉点前后左右细心去摸，可以摸到一个凹陷之处，"凹如豆许"（《针灸甲乙经》载）才是真正的百会。凹陷的地方，气血才能汇聚，所以穴位又称"气穴"，是气血汇聚之处，如大地有坑、溏，水流才能汇聚一样。所以每一个穴位，我们都应细心地去揣摸。揣穴，是非常重要的针刺环节，对针刺疗效的影响非常大，很多人把这个环节都忽略了。

　　四神针的刺法有4种：①四针均向外平刺，这样刺激面广，智障儿童、脑瘫、自闭症、多动症、眩晕等病症多用该刺法。②四针均

3

向百会穴方向平刺，这样刺激较集中，多用于癫痫、失眠、健忘等症。③四针均向病灶侧平刺，多用于中风偏瘫及肢体感觉异常的患者。④治疗鼻炎时，四神Ⅰ针向前平刺，四神Ⅱ针向后平刺，左右两穴向通天穴（在头顶，当前发际正中直上4寸，旁开1.5寸处）方向平刺。（图1~图4）

针刺方向非常重要。《黄帝内经》反复强调针尖方向的基本原则是"针向病所"，针尖指向病变部位，才能最大程度引领针感、引领经络之气补虚泻实。后世诸多复合手法，如循经导气、循经切按都是为了使针刺所调整之气通过病所。

1. 四神Ⅰ针（前顶穴）

【穴位定位】在头部，百会穴前旁开1.5寸。（图1）

【穴名释义】此穴在督脉上，为四神针的第一针，故名。前顶的前，指方位，与后相对。顶，指头之最高处。本穴当头顶之上，百会之前，故名前顶穴。

【局部解剖】①针刺层次：皮肤—皮下组织—帽状腱膜；②穴区神经、血管：有滑车上神经和颞浅动脉分布。（图5）

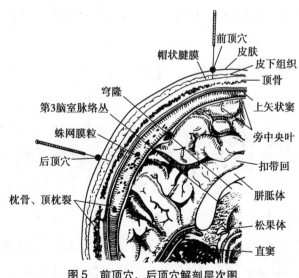

图5 前顶穴、后顶穴解剖层次图

【主治病症】智力低下、痴呆、头痛、头晕。

【操作方法】沿皮刺0.8~1寸。

【临床心得】百会穴前后1.5寸分别是前顶穴和后顶穴，此两穴均处于督脉上，前顶穴为督脉脑气所发之处。

2. 四神Ⅱ针（后顶穴）

【穴位定位】在头部，百会穴后旁开1.5寸。（图1）

【穴名释义】后顶穴在督脉上，为四神针的第二针，故名。后，指方位，与前相对。顶指巅顶。《说文解字》："顶，颠也。"指头上最高部。穴当头顶之上，百会之后，主治头顶部，后顶部诸疾，故名后顶穴。

【局部解剖】①针刺层次：皮肤—皮下组织—帽状腱膜；②穴区神经、血管：有滑车上神经和颞浅动脉分布。（图5）

【主治病症】同上穴。

【操作方法】同上穴。

【临床心得】后顶穴在头顶之中，百会之后，又名交冲。《会元针灸学》解释："又名交冲者，囟骨与颅骨相交，大脑小脑相交。"《针经》曰："后为太冲，与前三阳经气相交。背三阳循督脉而至，由是相交而会百会，故又名交冲。"

3. 四神Ⅲ针

【穴位定位】在头部，百会穴向左旁开1.5寸。（图1）

【穴名释义】此穴为四神针的第三针，故名。

【局部解剖】①针刺层次：皮肤—皮下组织—帽状腱膜；②穴区神经、血管：有滑车上神经和颞浅动脉分布。（图5）

【主治病症】同上穴。

【操作方法】同上穴。

【临床心得】此穴按照"宁失其穴，不失其经"的原则，选足太阳膀胱经为主，相当于通天穴与络却穴之间。

4. 四神Ⅳ针

【穴位定位】在头部，百会穴向右旁开 1.5 寸。（图 1）

【穴名释义】四神针的第四针，故名。

【局部解剖】①针刺层次：皮肤—皮下组织—帽状腱膜；②穴区神经、血管：有滑车上神经和颞浅动脉分布。（图 5）

【主治病症】同上穴。

【操作方法】同上穴。

【临床心得】同四神Ⅲ针。

囟会穴同百会穴一样，亦为人体重要的通阳之穴。囟会居督脉，前发际正中直上 2 寸。胎儿在母体中约 10 个月才能出生，是禀母气而生，母气属坤，属土，属地气，所以说人是禀土气而生。人居天地之间，《黄帝内经》说天地合气而为人。人出生之后，囟门是打开的，囟会穴当为前囟所在处。前囟以通天气，承接天气的时间长短和禀母气的时间长短相当，之后囟门慢慢闭合。凡头冷畏寒、颅内肿瘤、脑萎缩、脑水肿、脑内阳气不足之患，皆可灸囟会，扶阳而祛阴寒之疾。

二、智三针

【组成】智Ⅰ针、智Ⅱ针、智Ⅲ针。（图 6）

【配穴主治】智力低下、精神障碍。

【临床心得】西医学认为智力与大脑（尤其是额叶）关系最为密切，"智三针"恰在前额部，相当于大脑的额叶投影区，用来治疗智力低下的疾病。

针灸学非常重视对"神"的调节。从最根本、最基础的疗效机

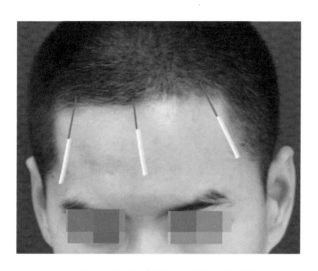

图6　智三针（智Ⅰ针、智Ⅱ针、智Ⅲ针）

制来说，药物疗法是针对病原体或病机的。一种病菌，用针对这一病菌的药物。气血虚或风火痰瘀，中医用补气血或祛风火痰瘀的药物。用一种外源性的药物，以药物之偏性，救人体之偏病。手术疗法是直接了当的刮骨疗毒、剜疮割瘤，把病原体直接从人体中割除，祛邪就是扶正。针灸既没有借助外源性的物质，也没有祛除人体内可见的病灶物质，是如何产生疗效的呢？全世界接受针灸的前提，是接受了针灸对神经系统的调节作用。全世界接受针灸，是1972年美国总统尼克松访华，美国一个著名的记者见识并亲身经历了针刺麻醉。所以，针灸在全世界最早被接受，应用最广泛的是治疗各种痛证。针刺能调节大脑中有镇痛作用的吗啡类（阿片类）物质，从而达到减轻疼痛的作用。针刺对神经系统调节效果之显著，可以从两例看出。大部分病人都畏惧针刺，一根针灸针刺入人体，会让病人紧张、畏惧得全身汗出。这种出汗，恰恰是中医祛邪的汗法。"汗、吐、下"为中医治则三大法，汗法居首。再说一个极端的病例——晕针。一根极细小的针灸针，会让一个人在瞬间休克。晕针就是典型的休克，手足冰凉、面唇青紫、冷汗频出、血压下降。夸张点说，

7

你用一把水果刀扎这个病人的腿肚子，鲜血直流，也未必会让这人休克。针灸针对神经系统调节力度之大、速度之快，由此可见一斑。神经系统的调节恰恰是人体所有调节系统中最顶层的调节中枢，针灸的疗效机制恰恰是这种调节机制。

人体神经系统对外界刺激相当敏感和精准。我们的皮肤对外界刺激有很精准的判断，是春风吹过、秀发拂过、竹签扎过、指甲掐过，都辨别得相当精准。所以不同的针刺手法、进针手法、提插手法、捻转手法、切按手法，神经系统都有完全不同的感知和反馈，这也是针刺手法最根本的有效性基础。

古人一再谆谆告诫我们："神在秋毫""占神往来""必一其神""以移其神""必先治神"。无奈，众多人均是听者藐藐，一边扎针，一边谈笑喧哗，什么"守神""手如握虎"，全还给古人了。

海外针灸发展势头良好，基本已规范了针灸执业者的要求。虽然这要求有合理或不合理的成分，但终究跨出了规范执业者的历史性一步。但有一深深的隐忧，针具越来越细了，进针越来越浅了。为了弥补这一点，平均每个病人扎的针越来越多了，"围针""排针"大行其道。30号的针少人用了，25号都觉粗，22号针越来越多用。笔者真担心，如果有一天，针刺入人体，患者好像没有刺入一样，神经系统丝毫感觉都没有，还调节什么？"no pain, no gain"，减轻疼痛弊端的同时，是否也同时降低了针刺的疗效？世界上没有任何东西是纯有利、绝无弊的，对利弊度的把握绝非小事，也许关乎针灸的生存之道。如中药"汤"剂，汤者，荡也，汤剂的剂型就是荡涤病邪，力量峻猛。不同于丸剂，"丸"有"圆"之意，慢病久服的疾患，适合用丸剂剂型。如果有一天，我们开出的汤剂都是四平八稳的四君子汤了，中药就真的成了某些人口中的"凉茶"了。在北美，笔者一再告诉患者和同行，中药不是"凉茶"。笔者开的处方是中药，不是"凉茶"。中药是治病的，凉茶是解渴的。

1. 智 | 针（神庭穴）

【穴位定位】在头部，当前发际正中直上 0.5 寸。（图 6）

【穴名释义】本穴在督脉上。神，指脑之元神。庭，宫庭，庭堂。本穴居额头，脑在其中，脑为元神之府，为人的精神智能生发之处，且本穴居面之上部。《续博物志》云："面者，神之庭也。"故名本穴为"神庭"。《中黄经》："以脑宫为上丹田，心宫为中丹田，腹胃为下丹田，也称上中下三庭。"《黄庭中景经》注："面有神庭。"《黄庭内景经》注："神处其中则灵，灵则应，应则保身。"

【局部解剖】①针刺层次：皮肤—皮下组织；②穴区神经、血管：有眶下神经和鼻背动脉分布。（图 7）

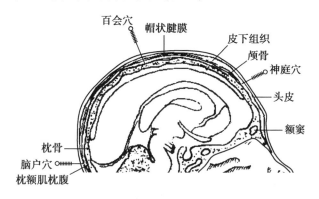

图 7　脑户穴、神庭穴、百会穴解剖层次图

【主治病症】头痛、眩晕、失眠、癫痫、鼻渊、流泪、目痛。

【操作方法】针尖向前或向后平刺 0.8~1 寸，用捻转针法。进针应避开头皮显露的静脉。如针刺时出现剧痛，可能是刺中血管，应及时调整针刺方向。出针时要按压针刺部位，以防止血肿产生。如果出现出血或血肿，应准确按压出血点 1~2 分钟即可。

【临床心得】笔者甚喜用此穴治疗神志系统疾病。如失眠、头痛、抑郁、多动、自闭之症。针尖向印堂（在额部，当两眉头中间）

或向百会，视病情与病位而定，进针后沿皮刺。进针应深，可深达1.5寸，亦视病人耐受性及病情需要而定。嘱病人闭目静心，医者亦目视针，针对穴，凝神进针，守神转针，使医患双方之神合于一体，此时针感自有不同。

本人近10年日渐喜欢用百会、神庭、印堂三穴治疗失眠，为靳老三针体系聊加"眠三针"一组。三穴基本上都可以看做醒脑穴，均有醒脑作用，何以治疗失眠会有效？失眠之人，恰恰是夜晚入睡时思维甚活跃，思虑万千，抑止不住。白天本该清醒时，头脑昏沉，眼涩欲闭。失眠的根本病机是子夜阳本沉于阴，阳沉潜于阴则寐。阳浮于阴之上，阴不涵阳则寤。所以失眠病本在督。督为阳之大主，六阳经均入于脑，百会为阳脉之大会，三穴均为督脉之大穴（印堂虽现在为经外奇穴，但了解腧穴归经的历史，你就会相信，终有一天，印堂会成为督脉诸穴中之一穴），醒督脉之阳，拨乱反回于正，才是治疗失眠的根本。

2. 智Ⅱ针、智Ⅲ针（双侧本神穴）

【穴位定位】在头部，当神庭穴与头维穴（头侧部，额角发际上0.5寸，头正中线旁开4.5寸）连线的内2/3与外1/3的交点处。（图6）

【穴名释义】本穴为督脉与阳维之"交会穴"。本，宗也，有根本、本心之义，《说文解字》："木下曰本，从木，一在其下。"《礼记·礼器》："反本修古。"孔颖达疏："本，谓心也。"神，有心神、神明之义。脑者，人之本，主神志病。意为穴处为人身元神之根本。脑为元神之府，穴对大脑，正为神之根本也。《灵枢·本神》："凡刺之法必先本于神。"以本神名穴，重视之也。

以上诸多穴名都体现了古人对"神"的重视。现代生命科学最难攻克的一个堡垒是脑，20世纪最后十年，美国医学界称之为"脑的十年"，集中诸多力量研究大脑，所得有限。脑的解剖我们很熟悉了，但诸多功能核团及其相互关系，我们仍所知甚少。中医学称"脑为元神之府"，除此之外，也找不到更进一步的论述。但这些似乎并不妨碍中西医仍高度重视这一重要的未知领域。

中医学把诸多西医学"脑"的功能归属于"心"，如心主神志，主宰人的意识、思维；开窍于舌，与语言密切相关。西医学主流认为心是一个循环器官，是血液在人体正常流动的"泵"。随着近年研究的进展，也逐渐认识到心脏也是一个重要的内分泌器官。英国有一个典型的病例说明"心主神志"也许有一定道理。一位女性心脏病人，置换了一位男性车祸司机的心脏。她具有了很多这个男司机才有的性格特点，以前从不喝啤酒的她，像男司机生前一样畅饮。美国西奈医院心脏专家波尔·皮尔索尔《心脏代码》记载了数例这种病例，并且认为：早就有人提出了人体细胞同基因代码一样，含有一个人全部信息。我们的"性情"，或者说性格，不是像过去认为的那样储存在大脑，而是藏身心脏，心脏将信息传输给全身的每个细胞。细胞的神经末梢不仅能向大脑传输信息，还能靠着一定频率的颤动将其传遍全身，使思想、感情、激情在分子级上变成行动。很多新发现，开始时都是一个个特例的积累，从特例走向了普遍规律，不要低估古人观察生命现象、总结生命规律的深刻程度。

【局部解剖】①针刺层次：皮肤—皮下组织—额肌。②穴区神经、血管：浅层有眼神经的眶上神经和颞浅动脉分布；深层有面神经颞支和眶上动脉分布。（图8）

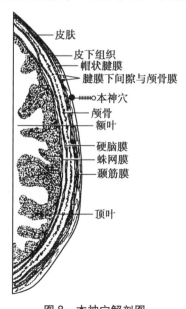

皮肤
皮下组织
帽状腱膜
腱膜下间隙与颅骨膜
本神穴
颅骨
额叶
硬脑膜
蛛网膜
颞筋膜
顶叶

图8　本神穴解剖图

11

【**主治病症**】头痛、眩晕、目赤肿痛、癫痫、小儿惊风、中风昏迷。

【**操作方法**】同上穴。

【**临床心得**】《皇极经世》载：天之神，栖于日，人之神，栖于目。故《黄帝内经》云：命门者，目也。足太阳起于目内眦，足少阳起于目外眦，足阳明之承泣穴在目下。手太阳由目锐眦入耳中、由目内眦斜络于颧，手阳明止于迎香，手少阳至目锐眦，是手足三阳经气俱会于目也。目之精气为神之光，脑为元神之府，穴对大脑，正为神之根本。诸有关神明之症，本穴统能治之，故名本神。

无论中医学和西医学，都不是一门纯粹的自然科学。西医学以之前的"生物医学"模式，转化到今天的"社会-心理-生物医学"模式，就明确无误地说明了这一点。因为人，不仅是生物学意义上的"人"，更具有社会性，更具有复杂的七情六欲、性格禀赋。正如俗语所说：十里之人，其俗各异，其性有别。东西方医学都是在各自文化的母体中孕育出来的，具有强烈的东西文化大背景的差别。所以要学好中医学，一定要有较深厚的中国传统文化做支撑，"功夫在诗外""功夫在中医之外"。学习中医者建立了中国传统文化的思维模式，才能进而形成正确的中医思维模式。用西医的思维模式来套中医，一定碰壁。

中医学重视从整体上考虑问题。西医学从微观入手，把人体分成系统、器官、分子、原子，对单一因素导致的疾病，一旦找到杀死这种病原的方法，就会有非常好的疗效。如抗生素的使用，挽救了千万人的生命，是医学革命性的进步。但众多疾病往往是多因素，且是复杂多因素所导致，这些因素和因素之间的分类都是难题，且不说搞清楚各因素之间的关系。这就像两间房子，每间房子住了5个人，搞清楚两间房子的关系不难，方位的比较、朝向的比较、大小的比较等等，但要搞清楚两间房子中间 10 个人的关系，是很难的。甚至可以说，极准确、极细致地搞清这 10 个人的关系是永远做不到的，我们只能在有限的层次、有限的范围内界定这 10 个人之间的关系。

中国传统文化擅于从宏观角度把握事物的发展规律。中国人甚至为此发展出了一个"势"的概念。"大势所趋""因势而为"，有些时候，甚至在我们对事物发展的细节没有完全把握的前提下，依据以往的知识积累、经验积累、自我感悟，我们会对事物发展的趋势做出大方向的判断。中国人认为，决定事物发展的这种大"势"，远比某些细节更重要。但构成这种大"势"的背景，不是漫无边际的，是有一个范围界定的，从而又是可以把握的。

三、脑三针

【组成】脑户穴、左右脑空穴。（图 9）

【配穴主治】肢体活动障碍，躯体不平衡、后头痛。

【临床心得】脑病患者大多有运动、平衡功能失调，所以可用脑三针治疗因小脑疾病引起的运动失调。有些智障儿童伴有视力障碍，用脑三针治疗后效果明显。故眼底病变亦可配合脑三针治疗。

1. 脑户穴

【穴位定位】在后头部，当枕外隆凸上凹陷处。（图 9）

【穴名释义】本穴在督脉上。脑，指脑髓。户，出入通行之处为户。督脉上行至风府，入属于脑，此处犹如入脑之门户。更考足太阳之脉，"起于目内眦，上额交巅入络脑，还出别下项"。当由本穴透出下行也，因名"脑户"。

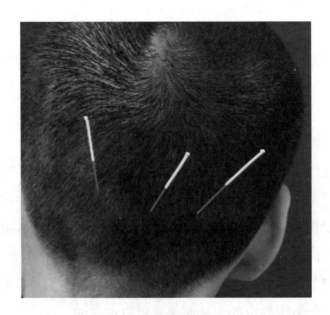

图9　脑三针

【局部解剖】①针刺层次：皮肤—皮下组织—枕额肌枕腹。②穴区神经、血管：浅层有枕大神经分布；深层有面神经耳后支和枕动脉分布。（图7）

【主治病症】头痛、项强、眩晕、癫痫。

【操作方法】平刺0.8~1.2寸。

【临床心得】在脑后正中摸枕外隆凸，其上缘凹陷即为此穴。凡后脑病变，多取此穴，如后头痛、项强痛等，手足震颤也可取此穴。

2. 脑空穴

【穴位定位】在脑户穴左右各旁开2.25寸。（图9）

【穴名释义】脑空穴在足少阳胆经上。脑，本作瑙。《说文解字》："瑙，头髓也……"诸髓皆属于脑，脑为髓之海。《类经》："脑，头中髓也。"空，即孔窍。《说文解字》："空，窍也。"《汉书·张骞传》："小国当空道。"穴当脑户之旁，挟玉枕骨下陷中，为通脑之孔窍处，故穴名脑空。

14

【局部解剖】①针刺层次：皮肤—皮下组织—枕额肌枕腹。②穴区神经、血管：浅层有枕大神经分布；深层有面神经耳后支和枕动脉分布。（图10）

【主治病症】头痛、目眩、颈项强痛、癫狂痫、惊悸。

【操作方法】平刺0.8~1.2寸。

【临床心得】脑空穴有通经活络、调理气血、清头明目的作用，常规为针尖向下平刺。亦可配百会、合谷治头风头痛。

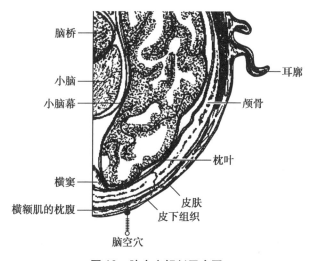

图10　脑空穴解剖层次图

帕金森病的典型症状之一就是四肢远端的震颤，精细动作差，平衡障碍，亦可用脑三针。笔者曾在北美治疗两例病人，每周两次针刺治疗，有满意的疗效。期间有停止治疗一段时间，均有病情复发，再次针刺时症状也都有明显好转，证明针刺对患者症状改善确有疗效。其中一例病人需定期返回香港居住，为不使病情反复，笔者介绍同门师弟予其以针灸治疗，症状一直平稳改善，患者对针灸给予极高评价。

帕金森病的病机关键在年老之人肝肾阴亏，水不涵木，虚风摇动。一定要紧抓病本，善用中药，培补肝肾，重镇息风，针药结合，方为上医。

四、舌三针

【组成】舌Ⅰ针、舌Ⅱ针、舌Ⅲ针。（图11）

【配穴主治】语言障碍、发音不清、哑不能言、流涎、吞咽障碍。

【临床心得】舌Ⅰ针穴为任脉穴，是任脉与阴维脉交会之处。该穴的深处正当舌根部，与舌体的运动有密切关系，故用治舌体运动障碍应深刺。考究《素问·刺疟》"舌下两脉者，廉泉穴也"和《医经理解》中"廉泉，舌根下之左右两廉出泉脉也，又曰足少阴舌下各一，则廉泉非一穴也"，所以廉泉穴两侧也应归属于其组成部分，所以舌三针以廉泉穴为主，加左右两穴组成。

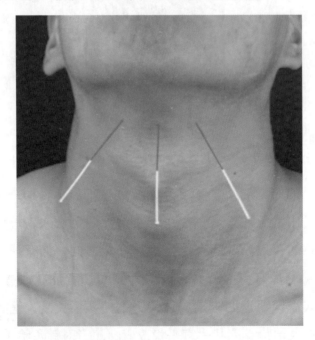

图11 舌三针（舌Ⅰ针、舌Ⅱ针、舌Ⅲ针）

1. 舌Ⅰ针（廉泉穴）

【穴位定位】在前正中线，舌骨上缘的凹陷处。（图11）

【穴名释义】廉泉在任脉上。廉，有清义。《汉书·东方朔传》："割之不多，又何廉也！"《楚辞·招魂》："朕幼清以廉洁兮。"王逸注："不受曰廉，不污曰洁。"廉也为边，为隅。泉，乃水之源也。本穴在喉结上方边缘，内应舌根，以舌搅动口内，津液若泉水源源不断，可以生津润燥，故名之。《灵枢·胀论》："廉泉、玉英者，津液之道也。"

【局部解剖】①针刺层次：皮肤—皮下组织—下颌舌骨肌—颏舌肌。②穴区神经、血管：浅层有颈横神经分布；深层有下颌神经肌支、舌下神经、舌动脉和甲状腺上动脉分布。（图12）

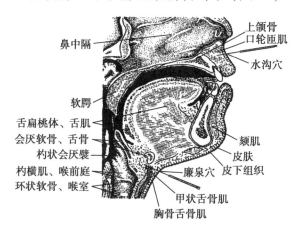

图12 廉泉穴、水沟穴解剖层次图

【主治病症】舌强不语、舌下肿痛、舌纵涎出、舌本挛急、暴喑、吞咽困难、口舌生疮、咽喉肿痛。

【操作方法】针尖稍斜向上方刺0.8～1寸，用捻转或刮针手法，不留针。

【临床心得】此舌三针进针方向以刺向舌根方向为宜，此方向进针1寸许无危险。舌三针对改善患儿发音确有帮助，笔者观察到脑瘫、智障儿童大多从语言改善为先。在语言改善之后，患儿对语言的理解、组织能力增强，更加速了中枢神经系统的重建过程而带动

17

整体功能的康复。

2. 舌Ⅱ针

【穴位定位】舌Ⅰ针向左旁开0.8寸。（图11）

【局部解剖】①针刺层次：皮肤—皮下组织—下颌舌骨肌—颏舌肌。②穴区神经、血管：浅层有颈横神经分布；深层有下颌神经肌支、舌下神经、舌动脉和甲状腺上动脉分布。

【主治病症】舌强不语、舌下肿痛、舌纵涎出、舌本挛急、暴喑、吞咽困难、口舌生疮、咽喉肿痛。

【操作方法】同上穴。

【临床心得】语言不清多由于舌头活动不灵，针刺可达到舌根的部位，这样才能够刺激舌肌、舌下神经和舌咽神经。"舌三针"一般用手法捻转或刮针较多，很少加电针。

3. 舌Ⅲ针

【穴位定位】舌Ⅰ针向右旁开0.8寸。（图11）

【局部解剖】①针刺层次：皮肤-皮下组织-下颌舌骨肌-颏舌肌。②穴区神经、血管：浅层有颈横神经分布；深层有下颌神经肌支、舌下神经、舌动脉和甲状腺上动脉分布。

【主治病症】舌强不语、舌下肿痛、舌纵涎出、舌本挛急、暴喑、吞咽困难、口舌生疮、咽喉肿痛。

【操作方法】同上穴。

【临床心得】语言水平是人认知能力很重要的表现，同时也是推动人认知能力发展的重要手段。舌三针在进针深度适度，不影响病人吞咽活动的情况下留针，进行康复吞咽训练，更有助于取得较好的康复效果。针刺留针和现代康复手段更紧密的结合，是一个非常有探讨价值的新领域。

康复医学和临床医学有密切的关系，但又有着明确的学科分界。

康复医学重在疾病治疗后功能的恢复，rehabilitate 的本义就是回归教会。所以康复不仅包括恢复一个自然人的身体功能，而且重视恢复一个正常社会人的生存状态。

笔者读本科的时候，一直不理解为什么中医以很多临床症状直接做诊断疾病的病名，如咳嗽、腰痛。咳嗽在西医诊断中要分感冒、气管炎、支气管炎、肺气肿，还有肺结核。中医突出了病人最痛苦、最影响生活质量的主要症状，强调了医疗的重心要重点关注最影响生命质量的主要症状，而不是只追求生化等客观指标的改变正常。临床有些患者各项检查都正常，但患者仍有明确的主诉症状，严重影响着他们的生活质量，医生有责任帮助这些患者消除症状，提高生存质量。

另一方面，不能片面、完全盲目地只看各项指标来指导治疗，临床常用的客观检查指标不应成为临床治疗的唯一指针。曾有一个内分泌科的高年资医生，自己有糖尿病，多年治疗一直保持着非常理想的血糖等生化指标，但仍然逐渐出现了糖尿病的周围神经病变等并发症。随着笔者对这个老师级名医的关注，我越来越理解了中医治病要"治本"的真正含义。糖尿病的中医病本是脾肾阳虚。由于脾肾阳虚，脾阳不能很好地运化水谷精微了，水谷精微不能很好地充四肢、养机体九窍了，所以病人消瘦，四肢不温、麻木，耳聋，眼底出现病变。肾阳气虚，不能固摄了，所以本该收摄于人体作为营养物质的葡萄糖随小便排泄出来，肾脏正常分清泌浊功能做不到了。只注重临床指标，是治标。温补脾肾之阳，是糖尿病治疗自始至终都应关注的病本所在。

我们应该反思一下，我们医生是以"治病"为中心，还是应以"病"后面的"人"为中心，过度地关注"病"，可能忘记了医学的初衷是为了"病"后面的"人"。我们很多治疗、很多手术，都宣称成功了，但病人的生命却以悲剧结尾。这促使我们反思，我们界定成功的标准是否出了问题，是否已经背离了我们医疗的初衷。

北京军区总医院外一科主任、著名肿瘤专家华教授自己胃癌胃全切后，一次又一次的化疗接踵而来，肠液、粪便、血液流入腹腔，造成严重感染，浑身插满了管子，令他"生不如死"。临终前他说："我从前做了那么多手术，但对术后病人的痛苦体会不深，没想到情况这么严重，没想到病人会这么痛苦……"这个德术双馨的老人，以鸟之将亡、其鸣也哀的衷言，恳求他周围的学生，认真想一想我们一向认可的治疗是不是真的必要。我们这本书的主角，我敬爱的靳老，在晚年三次中风，我们也给他针他自己的靳三针治疗。逐渐逐渐地，笔者注意到靳老对针灸治疗中风有了微妙的认识变化。虽然老人家没有太多说，也许人老了，更多地认识到其实很多事不用说，更不用多说，多说无益。人已垂垂老矣，已无力扭转现实世界太多的事情，所以古人才有"尽人事，听天命"的名言。

五、颞三针

【组成】 颞 I 针、颞 II 针、颞 III 针。（图 13）

【配穴主治】 脑血管意外后遗症，脑外伤所致的半身不遂、口眼㖞斜、脑动脉硬化、耳鸣、偏头痛、帕金森病、脑萎缩、老年痴呆。

【临床心得】 颞 I 针的下方有手少阳三焦经的角孙穴和足少阳胆经的率谷穴，前者为手足少阳之会，后者为足太阳、少阳之会。耳尖直上入发际的颞侧，是手足少阳经所分布的区域，是治疗中风的首选区域。颞 II 针、颞 III 针位于颞 I 针之前后，三针覆盖整个颞部，增强对颞部的刺激。颞三针可疏通肝胆经络之气血，平肝息风，清肝泻胆，鼓舞少阳升发之机，有利于中风后遗症患者的康复。

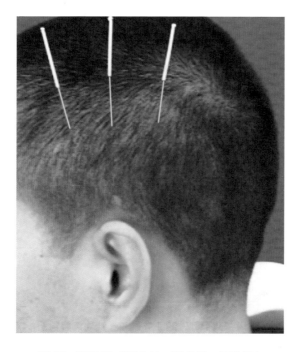

图 13　颞三针（颞Ⅰ针、颞Ⅱ针、颞Ⅲ针）

1. 颞Ⅰ针

【穴位定位】耳尖直上发际上 2 寸交会处。（图 13）

【局部解剖】①针刺层次：皮肤—组织—颞肌。②穴区神经、血管：浅层有耳颞神经、枕大神经和颞浅动脉分布；深层有下颌神经肌支分布。（图 14）

【主治病症】脑血管意外后遗症，脑外伤所致的半身不遂、口眼㖞斜、脑动脉硬化、耳鸣、偏头痛、帕金森病、脑萎缩、老年痴呆。

【操作方法】垂直向下沿皮平刺 0.8～1.2 寸。可加电针，也可行捻转补泻手法。针刺时要注意观察皮下血管，并尽量避开。如果进针时疼痛特别明显，可能是扎中血管，应将针稍退后，调整方向，继续进针，以酸、麻、胀感为好。出针时，如果出血，应及时按压。

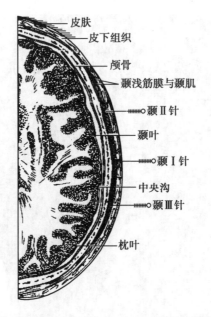

图 14　颞Ⅰ针、颞Ⅱ针、颞Ⅲ针局部解剖图

【临床心得】颞Ⅰ针居率谷上 0.5 寸，针刺多超过 1 寸，已穿过率谷穴可以加大刺激量。颞三针的位置和颞骨缝有高度重合，此先天发育过程遗留的缝隙，可使头皮处的针感更深地传入颅内。针刺对局部血管收缩刺激是很强的，而这种收缩会极大地影响其所伴行营养的神经。对神经血液供给影响如此大，更不用说对神经本身的影响了。

新生儿有前后囟门的时候，可以很容易地看出组成整个脑颅骨的顶骨、颧骨、颞骨、筛骨、枕骨、蝶骨等 8 块颅骨。后囟出生后 6~8 周即闭合，前囟更大，2 岁左右才闭合。前后囟门闭合后，颅骨更紧密地闭合，使整个头部形成更坚固的颅骨保护。但矢状缝、人字缝等颅骨缝的这种先天遗迹仍然存在。这些颅骨缝和头穴是否有对应或其他的关系，至少有颅骨缝处的穴位应和没有颅骨缝处的穴位，对颅内脑实质的影响是不同的。通过颅骨缝穿过颅骨进入脑内的血管应该更丰富，这也许是为什么率谷在头穴中应用最广泛的原因之一。且颅外组织中有丰富的血管、神经经颅骨间隙伸入颅内，所以头部穴位对颅内中枢神经的影响是极大的，大得超过我们目前的认识，这是笔者认为靳三针强调头针应用的原因所在。（图 15）

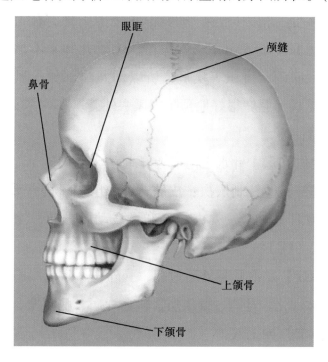

眼眶

颅缝

鼻骨

上颌骨

下颌骨

图 15　颅缝示意图

脐带是胎儿期胎儿和母体营养输送的唯一通道，出生后脐带被剪断，末端闭锁形成肚脐。我们全身的大部分皮肤都可以接受触碰等大强度刺激，但肚脐被多次触碰就容易引起腹痛或腹泻，这和形成肚脐的原因有极大关系。脐带虽然被剪断了，虽然末端闭锁了，但这种先天的遗迹仍然使肚脐处的皮肤不同于他处的皮肤。肚脐处皮肤的敏感性，包括对药物吸收的能力、对腹腔脏腑的影响都仍然强于其他部位，这就是脐疗的道理所在。

中国北方有个非常有趣的民俗：夏天天热时，幼儿通常赤身裸体，到处跑来跑去玩耍，但一定会戴一个叫做"肚兜"的东西。一块菱形的布，系挂在脖子上，腰两侧有细带，可以在腰后侧系上，整个肚兜完全覆盖在小儿肚腹部分，预防小儿肚腹处受凉、风吹等，这种习俗非常符合中医理论。中医认为，幼儿心肝之火常有余，所以幼儿喜怒多变、精力旺盛，玩耍不知疲倦。北美有句名言：男孩子精力旺盛得只差能发电了。中医还认为幼儿脾常不足，又贪吃偏食，更易导致腹泻、疳积等疾病，所以幼儿腹部如受风寒，极易出现腹泻等常见病，肚兜很好地预防了风寒外袭。

2. 颞Ⅱ针

【穴位定位】颞Ⅰ针水平向前旁开 1 寸。(图 13)

【局部解剖】①针刺层次：皮肤-皮下组织-颞肌。②穴区神经、血管：浅层有耳颞神经、枕大神经和颞浅动脉分布；深层有下颌神经肌支分布。(图 14)

【主治病症】脑血管意外后遗症，脑外伤所致的半身不遂、口眼㖞斜、脑动脉硬化、耳鸣、偏头痛、帕金森病、脑萎缩、老年痴呆。

【操作方法】同上穴。

【临床心得】针刺颞Ⅱ针时，由于该处血管神经丰富，所以特别敏感，针感非常强。"颞三针"主要治疗肢体运动和感觉障碍，因为它的位置属于（大脑）中央前、后回之间的范围，所占的面积很广，所以对肢体的运动和感觉障碍有治疗作用。

3. 颞Ⅲ针

【穴位定位】颞Ⅰ针水平向后旁开 1 寸。(图 13)

【局部解剖】①针刺层次：皮肤-皮下组织-颞肌。②穴区神经、血管：浅层有耳颞神经、枕大神经和颞浅动脉分布；深层有下颌神经肌支分布。(图 14)

【主治病症】脑血管意外后遗症，脑外伤所致的半身不遂、口眼㖞斜、脑动脉硬化、耳鸣、偏头痛、帕金森病、脑萎缩、老年痴呆。

【操作方法】同上穴。

【临床心得】颞部三针是头针中针刺疼痛较强的三个穴位，尤其是进针后针尖向颞骨侧稍斜进针，针体有可能紧贴着骨膜前进，此时痛感尤剧，故建议根据患者耐受程度及治疗需要调整进针角度，此点在任何穴位进针时其实都是非常重要的，也是笔者反复强调的。

六、定神针

【组成】定神Ⅰ针、定神Ⅱ针、定神Ⅲ针。(图16)

【配穴主治】注意力不集中、斜视、前额头痛、眼球震颤、眩晕、视力下降。

【临床心得】定神针三穴有安神定志、聚精凝神的作用。此三穴常规沿皮平刺，但亦有轻刺、重刺之分。进针后针尖稍斜向表皮方向，此时针感较轻浅；进针后针尖稍斜向额骨一侧，此时针感较深较重，针入皮肤后沿额骨前行，额骨骨膜对针刺很敏感。阳白、神庭等头部穴位均可仿此。

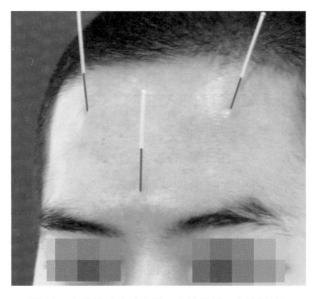

图16　定神针（定神Ⅰ针、定神Ⅱ针、定神Ⅲ针）

1. 定神Ⅰ针

【穴位定位】印堂直上 0.5 寸。（图 16）

【穴名释义】见鼻三针印堂穴。

【局部解剖】①针刺层次：皮肤-皮下组织-降眉间肌。②穴区神经、血管：浅层有滑车上神经分布；深层有面神经颞支和内眦动脉分布。

【主治病症】同印堂穴。

【操作方法】嘱患者仰卧或坐位，提捏局部皮肤，从上垂直向下平刺，约 0.3~0.5 寸。

【临床心得】印堂穴属督脉，督脉为诸阳之海，内连于脑，针刺定神Ⅰ针时向印堂穴方向沿皮平刺达鼻根部。

2. 定神Ⅱ针

【穴位定位】左阳白（在前额部，当瞳孔直上，眉上 1 寸）直上 0.5 寸。（图 16）

【穴名释义】见面瘫针阳白穴。

【局部解剖】①针刺层次：皮肤-皮下组织-额肌。②穴区神经、血管：浅层有眼神经的眶上神经和颞浅动脉分布；深层有面神经颞支和眶上动脉分布。

【主治病症】同面瘫针阳白穴。

【操作方法】嘱患者仰卧或坐位，提捏局部皮肤，从上垂直向下平刺，约 0.3~0.5 寸。由于额前表皮的血管很丰富，针刺时容易引起皮下出血，行针或出针时出现这种情况，要及时处理。

【临床心得】前额两侧为足少阳胆经分布区域，正中为督脉所行。肝胆相表里，肝开窍于目，藏魂；阳白穴是胆经的穴位，位处两目之上，与眼神关系密切。针刺定神Ⅱ针可沿皮向下平刺直达眉上。

3. 定神Ⅲ针

【穴位定位】 右阳白（在前额部，当瞳孔直上，眉上1寸）直上 0.5寸。（图16）

【穴名释义】 见面瘫针阳白穴。

【局部解剖】 同上穴。

【操作方法】 同上穴。

【临床心得】 定神Ⅱ针、定神Ⅲ针均较相应阳白穴进针深度大，可深刺穿透阳白穴，所以刺激量亦较阳白穴强。靳老进针非常强调针刺的刺激量，尤其是进针深度，要有根、有神，均与进针深度相关。

有根，直白地说，就是进针要有一定的深度，如树之根，深扎土中，其树方迎风傲立。进针有一定的深度，针体才稳定，既有较高安全性，又有较大的刺激量，保证一定的刺激量是针刺取得疗效的重要环节。

有神，是指要正指直刺、力贯针体。针灸的那根针是医生和患者间唯一的媒介和互相作用的桥梁，所有针的提插捻转等手法均是医生指端力的变化产生的。完全可以理解为指端力作用于针体，针体在做物理学意义上的"功"。力透针体，通过针，力作用于患者的机体，产生疗效。本人近年越来越深刻认识到"带力进针，是补；带力出针，是泻"。

用最典型的补泻手法，烧山火、透天凉为例。烧山火是重按轻提。重按即是指端带力下注针体，针体带力缓而有力地进针，如推拿的指力以深透为要。烧山火强调的在天部提插捻转九次，进针到人部、地部再分别提插捻转九次。本人认为就是强调进针要带力进针，用"九"遍提插捻转保证力一定要灌注下去。《难经·七十六难》曰："何谓补泻？当补之时，何所取气？当泻之时，何所置气？

然：当补之时，从卫取气；当泻之时，从荣置气。"《难经·七十难》："初内针，浅而浮之，至心肺之部，得气，推内之阳也。"《难经·七十六难》提了一个很重要的问题，直白地翻译过来就是说：补气，用什么地方的气能拿来补人体亏虚的正气呢？泻气，把要泻的病邪之气泻到什么地方呢？《难经》明白无误地告诉我们，取慓疾滑利的卫气，卫气行于体表分肉之间，来源于源源不绝的水谷之气。取卫气，带力进针，用针引领卫气深入到营分，使卫气补充营气，这就是补法。泻法是把深藏体内营分的病邪，在带力提出针的引领下，从深出浅，从开张的腠理泻出体外。透天凉从地部到人部、天部强调提插捻转六次再退针到上一层次，即是用强调六次的提插捻转强调出针要带力，带力才是核心。这也就是《标幽赋》说的针刺得气"如鱼吞钩饵之沉浮"。进针如鱼吞钩之沉，出针如拉鱼出水之浮。各位认真体会一下这句话：鱼吞钩之后，钓者一线在手，无论是鱼挣扎下潜，带线逃离时的沉；还是拉鱼出水，缓缓拉出水面的浮，其核心恰恰是力，是缓缓而有力道的力。不是猛力、不是爆发力，用猛力和爆发力拉扯鱼线，只会让鱼脱钩，前功尽弃。

曾有位针灸界德高望重的前辈告诉笔者如何更细微地把握重按、重提。重按就像用针尖顶住一个气球，缓缓地把气球向水中压，而不能把气球扎破，是内力而不是猛力。重提是像针尖前钩着一个气球，慢慢从水底钩起。其实用两个磁铁来讲明白这种内力也是同样的。重按如两块同极性的磁铁，手拿着上面这块向下按，排斥力推动下面那块缓缓下移。重提如手拿着下面那块磁铁，缓缓向上移动，力量顶着上面的磁铁缓缓上升。这种力，完全是深透的内力，而不是猛力。

七、晕痛针

【组成】四神针、印堂穴、太阳穴。

【配穴主治】头晕头痛、头顶痛、偏头痛、前额痛。

1. **四神针**　见前文。

2. **印堂**　见鼻三针。

3. **太阳穴**

【穴位定位】在颞侧，瞳子髎穴（目外眦旁，当眼眶外侧缘）外 0.8 寸凹陷中。（图 17）

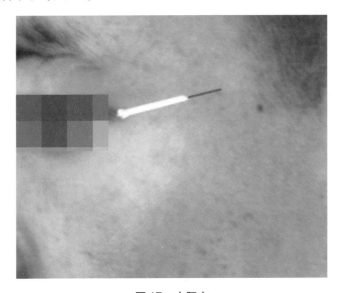

图 17　太阳穴

【穴名释义】太阳穴为奇穴。《银海精微》："风牵㖞斜，可灸颊车、耳门穴，开口取之，太阳、水沟、承浆，㖞左灸右，㖞右灸左。太阳穴，在外眦五分是。"《圣济总录》："眼小眦后一寸，太阳穴，不可伤，伤即令人目枯，不可治也。"《奇效良方》："太阳二穴，在眉后陷中太阳紫脉上是穴，治眼红及头痛，宜用三棱针出血……刺见血立愈。"

【局部解剖】①针刺层次：皮肤—皮下组织—颞筋膜—颞肌。②穴区神经、血管：浅层有上颌神经颧颞支和颞浅动脉分布，深层有下颌神经肌支和颞浅动脉肌支分布。

【主治病症】头痛、目疾、齿痛、面痛。

【操作方法】直刺0.8~1寸。

【临床心得】太阳穴应采用直刺法或斜刺法，并有一定深度，针感向眼内或目上放散者为佳，如针下有硬物感，为针尖到达颞骨，可将针退出2分。

认真复习太阳穴的局部解剖，你会发现，太阳穴恰是颞侧的一个很大的凹陷中点（图17），所以，直刺太阳穴可达1寸。太阳穴可用于治疗多种头痛，针尖多指向痛处。

八、面肌针

【组成】眼睑痉挛组：四白穴、下眼睑阿是穴；口肌痉挛组：地仓穴、禾髎穴、迎香穴。

【配穴主治】眼肌痉挛、口肌痉挛。

【临床心得】面肌痉挛及抽痛日益多见于临床，与人的精神压力渐大、休息欠佳、体力疲惫有关。临床用此组穴可配合电针，连续密波，频率宜小，强度更应小，以局部稍感电流刺激但肌肉不跳动为宜。严禁强度过大，局部肌肉剧烈跳动造成新的痉挛。

1. 四白穴

【穴位定位】眼正视，瞳孔直下约1寸，在眶下孔中。（图18）

【穴名释义】四白在足阳明胃经。四，数名，倍二为四。白，素色，有光明、洁白之义。《庄子·人间世》："虚室生白，吉祥止止。"

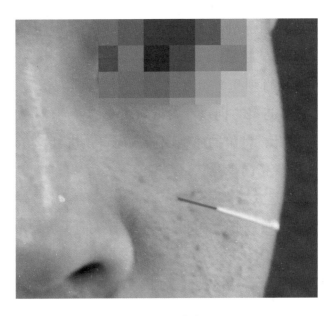

图 18　四白穴

崔云释文："白者，日光所照也。"本穴在目下 1 寸；为上下左右四面，平白无饰，光明显见之处，故名四白。又因穴在目下，目能视万物，该穴主治目眩、目赤、目痒生翳，针之可使视力光明四射，因名四白。

【局部解剖】①针刺层次：皮肤—皮下组织—眼轮匝肌—提上唇肌—眶下孔。②穴区神经、血管：浅层有眶下神经分布；深层有眶下神经、动脉经过，并有面神经颞支分布。（图 19）

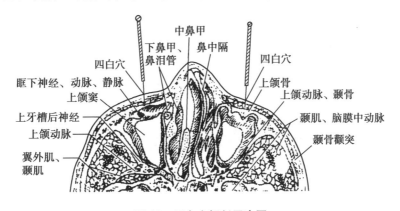

图 19　四白穴解剖层次图

31

【主治病症】目赤肿痛、目翳、眼睑瞤动、近视、面痛、口祸、胆道蛔虫症、头痛、眩晕。

【操作方法】直刺0.5~0.8寸。

【临床心得】进针方向以针尖指向病变位置为佳，如耳前抽痛则四白穴向耳前进针，口角抽痛则四白穴向口角进针，亦可垂直进针。面瘫多平刺，针尖指向承泣。

2. 下眼睑阿是穴

【穴位定位】在下眼睑中间之皮下，针尖向鼻方向沿皮下进针。

【局部解剖】①针刺层次：皮肤—皮下组织—眼轮匝肌—眶内眼球下直肌和下斜肌。②穴区神经、血管：浅层有眶下神经分布；深层有面神经颧支、眶下动脉分布；眶内有动眼神经和眼动脉分支分布。

【主治病症】局部痉挛、抽痛。

【操作方法】向鼻沿皮下平刺0.5寸。

【临床心得】局部抽痛、痉挛多局部取穴，但刺激量应适度，中病即止，不要过求强刺激。

3. 地仓穴

【穴位定位】在面部，口角外侧，上直对瞳孔。（图20）

【穴名释义】地仓在足阳明胃经，在口角旁四分，为手足阳明、阳跷三经之交会穴。地，《说文》"元气初分，轻清阳为天，重浊阴为地，万物所陈列也"。《管子·水地》："万物之本源，诸生之根苑也。"意指土地为万物生长根本。《素问·六节藏象论》："地食人以五味……五味入口。"地以五味食人，以养五脏。《说文》："仓，谷藏也；仓黄取而藏之，故谓之仓。"《释名·释官室》："仓，藏也，藏谷物也。"意指仓贮谷物之处。盖脾胃为仓廪之官，地食人以五味……入于脾胃，必以口纳之，此穴在口角之傍，故以地仓喻为穴名。

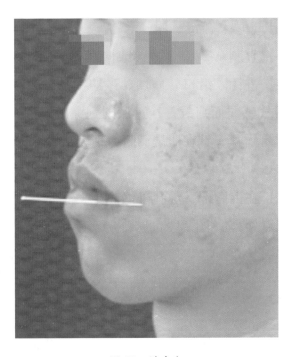

图 20 地仓穴

【局部解剖】 ①针刺层次：皮肤—皮下组织—口轮匝肌—颊肌。②穴区神经、血管：浅层有眶下神经、颏神经（下颌神经分支）分布；深层有面神经颊支和面动脉分布。（图 21）

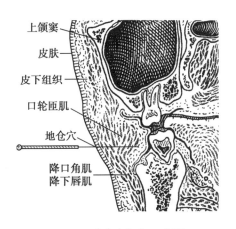

图 21 地仓穴解剖层次图

上颌窦
皮肤
皮下组织
口轮匝肌
地仓穴
降口角肌
降下唇肌

【主治病症】口喎、流涎、眼睑瞤动。

【操作方法】直刺 0.2~0.3 寸，或向颊车横刺 0.5~0.8 寸。

【临床心得】进针以沿口轮匝肌、颊肌为佳，过浅则针仅在皮下与肌层之间，得气感弱而疗效差；过深则刺穿肌层进入口腔，多有危险，故应把握进针层次，针在肌层，阻力稍大，气感较强，疗效亦佳。

4. 口禾髎穴

【穴位定位】在上唇部，鼻孔外缘直下，平水沟穴（人中沟的上 1/3 与中 1/3 交点处）。（图 22）

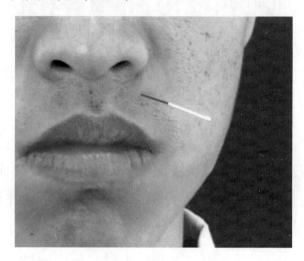

图 22　口禾髎穴

【穴名释义】禾髎在手阳明大肠经。禾，曲头木。指穴在形如曲头木的鼻唇沟之下方而言。《说文》："禾，木之曲头，止不能上也。"禾，读鸡（jī）音，是典型的象形字。髎，是近骨的孔隙。《诗·幽风·七月》"十月纳禾稼"。黍稷重髎，禾麻菽麦。髎，深孔貌。本穴在鼻孔下、上颌骨的犬齿窝中，五谷之馨味，由此入鼻，故名禾髎。

【局部解剖】①针刺层次：皮肤—皮下组织—口轮匝肌。②穴区神经、血管：浅层有眶下神经（下颌神经分支）分布，深层有面神经颊支和上唇动脉（面动脉分支）分布。（图 23）

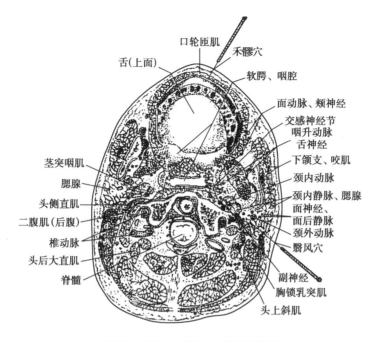

口轮匝肌　禾髎穴
舌(上面)
软腭、咽腔
面动脉、颊神经
交感神经节
咽升动脉
舌神经
下颌支、咬肌
颈内动脉
颈内静脉、腮腺
面神经、
面后静脉
颈外动脉
翳风穴
茎突咽肌
腮腺
头侧直肌
二腹肌(后腹)
椎动脉
头后大直肌
脊髓
副神经
胸锁乳突肌
头上斜肌

图 23　禾髎穴、翳风穴解剖层次图

【主治病症】鼻塞、衄衄、口㖞、口噤。

【操作方法】向下关（在面部耳前方，当颧弓与下颌切迹所形成的凹陷中）平刺 0.8 寸，进针后加电针连续密波，强度大至眼肌或口肌痉挛抽紧而患者不觉疼痛为度，每 5～10 分钟调大强度，留针30～40 分钟。

【临床心得】此穴多用于局部病症的治疗，亦用于上齿疼痛。

5. 迎香　见鼻三针。

九、叉三针

【组成】太阳穴、下关穴、阿是穴。

【配穴主治】三叉神经痛。

【临床心得】该组穴亦用于面部肌痛、局部肌肉痉挛的治疗。

1. 下关

【穴位定位】在面部耳前方，当颧弓与下颌切迹所形成的凹陷中。（图 24）

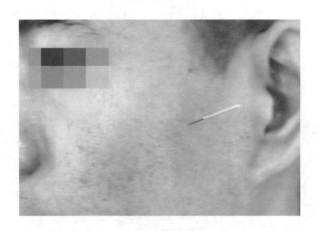

图 24　下关穴

【穴名释义】下关穴在足阳明胃经上。下，对"上"而言。《说文解字》："关，以木横持门户也。"《方言》："关，闭也。"《后汉书·张衡传》："施关设机。"意指关键、机掫之处。

此穴在"上关"穴之下，当颧弓下缘。下颌骨髁状突之前方，为口启闭开合之关键处，故名下关。

【局部解剖】①针刺层次：皮肤—皮下组织—咬肌—翼外肌。②穴区神经、血管：浅层有耳大神经和耳颞神经分布；深层有面神经颧支经过，并有下颌神经肌支颞浅动脉分布；再深层卵圆孔处有下颌神经干经过。（图 25）

【主治病症】牙痛、口噤、耳鸣、耳聋、聤耳、口眼㖞斜。

【操作方法】仰卧位，直刺 1~1.2 寸，留针 30 分钟以上，隔 5 分钟行捻转手法 1 次，中等刺激量。也可用电针，连续密波，刺激量以患者可以耐受为度，约 40 分钟。

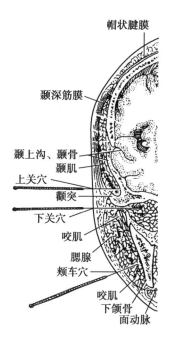

帽状腱膜

颞深筋膜

颞上沟、颞骨
颞肌
上关穴
颧突
下关穴
咬肌
腮腺
颊车穴
咬肌
下颌骨
面动脉

图25　上关穴、下关穴、颊车穴解剖层次图

【临床心得】此穴唐代前多用治齿痛、失欠，宋代以后增加了"偏风口眼㖞"的应用，多闭口取穴，有禁灸之说。

2. 阿是穴

【穴位定位】此组配穴中阿是穴可选用以下穴位：

鱼腰穴：在额部，瞳孔直上，眉毛中。（图26）

阳白穴：在前额部，当瞳孔直上，眉上1寸。

四白穴：在面部瞳孔直下，当眶下孔凹陷处。（见面肌针图）

大迎穴：在下颌角前方，咬肌附着部的前缘，当面动脉搏动处。

【穴名释义】鱼腰穴为奇穴，出自《扁鹊神应针灸玉龙经》。《银海精微》："对瞳人上眉中，是光明穴。"《针灸大成》："在眉中间是穴，治眼生垂帘翳膜。针入一分，沿皮向两旁是也。"《医经小学》："漏经穴法：鱼腰眉中治目疼。"《奇效良方》："鱼腰二穴，在眉中间是穴，治眼生垂帘翳膜，针入一分，沿皮向两旁是也。"

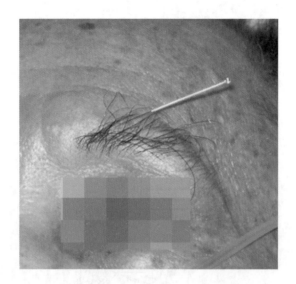

图26　鱼腰穴

阳白穴在足少阳胆经上，系本经与阳维之会穴。

四白穴的穴名释义，见面肌针。

大迎穴在足阳明胃经上。大与小对。《易·乾卦》："大哉乾元。"《孟子·梁惠王》："小固不可以敌大。"迎，逢迎、相合之义。《齐书·陈显达传》："申司明志节坚明，分见迎合。"本穴在颌前骨陷中之动脉处。马莳说："……大迎出足阳明穴，而手阳明则入而交之也。"两阳逢迎相合，又穴正当下颌角前方的大迎骨处，因名大迎。

【局部解剖】

鱼腰穴：①针刺层次：皮肤—皮下组织—眼轮匝肌。②穴区神经、血管：浅层有眶上神经分布；深层有面神经颞支和额动脉分布；进入眶内可刺及额神经干、提上睑肌和上直肌，有动眼神经分布。（图27）

阳白穴：①针刺层次：皮肤—皮下组织—额肌。②穴区神经、血管：浅层有眼神经的眶上神经和颞浅动脉分布；深层有面神经颞支和眶上动脉分布。（图27）

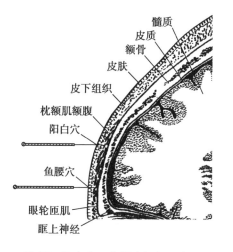

髓质
皮质
额骨
皮肤
皮下组织
枕额肌额腹
阳白穴
鱼腰穴
眼轮匝肌
眶上神经

图27　阳白穴、鱼腰穴解剖层次图

四白穴：①针刺层次：皮肤—皮下组织—眼轮匝肌—提上唇肌—眶下孔。②穴区神经、血管：浅层有眶下神经分布；深层有眶下神经、动脉经过，并有面神经颞支分布。

大迎穴：①针刺层次：皮肤—皮下组织—降口角肌—咬肌。②穴区神经、血管：浅层有颏神经分布，深层有面神经下颌支、下颌神经咬肌支和面动脉分布。（图28）

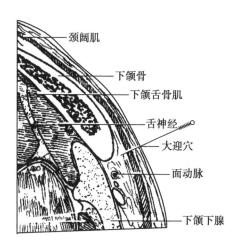

颈阔肌
下颌骨
下颌舌骨肌
舌神经
大迎穴
面动脉
下颌下腺

图28　大迎穴解剖层次图

【主治病症】

鱼腰穴：目疾。

阳白穴：头痛、目眩、目痛、视物模糊、眼睑瞤动。

四白穴：目赤痛痒、目翳、眼睑瞤动、迎风流泪、头面疼痛、口眼㖞斜。

大迎穴：牙关紧闭、齿痛、口㖞、颊肿、面肿、面痛、唇吻瞤动。

【操作方法】

鱼腰穴：轻压眼球向下，向眶沿缓慢直刺 0.5~1.5 寸，不提插。

阳白穴：平刺 0.5~0.8 寸；可灸。阳白是个进针较痛的穴位，类似于率谷，用提捏进针法为宜。治面瘫针尖指向鱼腰，进针后可很快看到眼睑闭合，但出针后，眼睑又会有闭合不全的症状，但程度会随着治疗逐步改善。眉心痛，针尖指向眉心；太阳穴颞侧痛，针尖指向颞侧，以针尖"指向病所"为要。

四白穴：直刺 0.2~0.4 寸，不宜灸。

大迎穴：直刺 0.2~0.4 寸，可灸。

【临床心得】三叉神经第一支痛可选鱼腰穴、阳白穴，两穴透刺。第二支痛可选四白穴，向耳屏方向斜刺。第三支痛可选大迎穴，向耳屏方向平刺。取穴原则是根据痛点循经取穴。

大迎、颊车都是治疗牙痛的常用穴，灸法亦可。但合谷的疗效远好过局部这两个穴。

3. 太阳　见晕痛针。

十、面瘫针

【组成】额睑瘫组：阳白穴、四白穴、太阳穴；口面瘫组：翳风穴、迎香穴、地仓穴、水沟穴。

【配穴主治】面神经瘫痪、中风口眼㖞斜。

【临床心得】翳风是首选穴，加上地仓透颊车、迎香穴，作为第一组，主要针对口角歪斜。另以阳白穴、四白穴及太阳穴为第二组，主要针对眼睛闭合不全。

1. **太阳** 详见晕痛针。

2. **四白** 详见面肌针。

3. **地仓** 详见面肌针。

4. **迎香** 详见鼻三针。

5. **阳白**

【穴位定位】在前额部，瞳孔直上，眉上1寸。（图29）

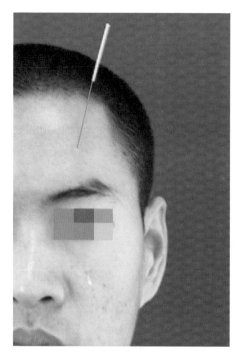

图29 阳白穴

【穴名释义】阳白穴在足少阳胆经。阳，指阳光与头之阳部。白，白色、明白之意。谓穴能使病目见阳光而明白，及治肺风之眉上生白也。白者，日光所照也。本穴主治目不能视、昏夜无所见，以及目瞳痛痒、远视弱视，针之可使眼目重见光明，故名之。系本经与阳维之会穴，有疏风明目作用。《素问·风论》："谓肺风之状多汗恶风，时咳短气，诊在眉上，其色白。"张介宾曰："眉上乃庭阙之间，肺之候也，故肺病则色见于此。"

【局部解剖】①针刺层次：皮肤—皮下组织—额肌。②穴区神经、血管：浅层有眼神经的眶上神经和颞浅动脉分布；深层有面神经颞支和眶上动脉分布。

【主治病症】头痛、目眩、目痛、视物模糊、眼睑瞤动。

【操作方法】平刺0.5~0.8寸；可灸。

【临床心得】阳白穴针刺时向下平刺，也可以透刺鱼腰穴。阳白的针刺刺激量颇有值得关注之处，进针后针尖稍向额骨方向深度进针，则刺激量大、痛感较强；稍向皮肤外侧进针，则痛感轻。凡头部诸穴近骨者，率皆如此，如颞三针、脑三针、智三针、四神针，进针后针身越接近骨膜深刺，一般刺激越强。

6. 翳风

【穴位定位】在耳垂后方，当乳突与下颌角之间的凹陷处。（图30）

【穴名释义】翳风在手少阳三焦经。翳，指华盖，有遮蔽、掩覆之义；翳亦指大鸡毛扇也，状如耳形。风，为六淫之一。此穴在乳突之前下方凹陷中，其前为耳垂，其形如遮蔽风邪之屏翳，穴近是处，故名翳风。

【局部解剖】①针刺层次：皮肤-皮下组织-腮腺。②穴区神经、血管：浅层有耳大神经、面神经耳支和耳后静脉分布；深层有面神经干经过，并有舌咽神经腮腺支、耳后动脉和翼静脉丛分布。（图23）

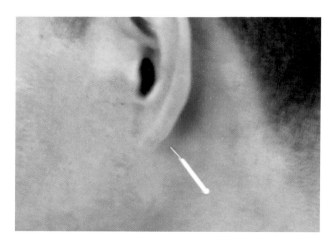

图 30　翳风穴

【**主治病症**】耳鸣、耳聋、口眼㖞斜、牙关紧闭、颊肿、瘰疬。

【**操作方法**】直刺 0.8~1 寸。

【**临床心得**】针刺翳风穴前，先用示指在耳根后按压以探穴。面瘫患者在该穴位有明显压痛。选用 1.5 寸毫针，直刺，针刺深度以患者出现明显的酸、麻、胀感为度，手法不要过重，以免加重面神经的损伤。针刺同时，可行温和灸。也可嘱患者在家以热毛巾敷患侧。热敷时用手向枕后按推面部。

7. 水沟（人中）

【**穴位定位**】在面部，人中沟的上 1/3 与中 1/3 交点。（图 31）

【**穴名释义**】水沟在督脉上。水，指水液、涕水。沟，田间之水道曰沟。中医有"天食人以五气，天气通于鼻；地食人以五味，地气通于口"之说。该穴正当鼻下口上，亦天之下、地之上，取人在天地之中之意，故也名人中。天地气交，乃生斯人。天地阻绝，斯人命绝，故人中主治天地之气阻绝神昏。强刺激，沟通天地之气，人乃得生。又穴在口鼻之间，正中之处。养生家闭口藏舌，舌舐上腭，运送口中津液下行，滋润喉咙，通渗脏腑。本穴正当口水吞咽

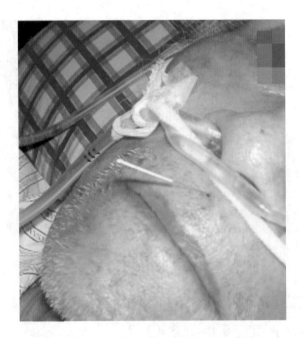

图31　水沟穴

向上翻转之路，故名"水沟"，乃指口中功用而言。又此穴在人中沟中，此处形如水沟，故以为名。《金针梅花诗钞》："水沟近鼻长流水。"

【局部解剖】①针刺层次：皮肤-皮下组织-口轮匝肌。②穴区神经、血管：浅层有眶下神经分布；深层有面神经颊支和上唇动脉（面动脉分支）分布。（图12）

【主治病症】晕厥、昏迷、癫狂、痫证、急惊风、慢惊风、面肿、㖞僻、牙关紧闭、黄疸、消渴、霍乱、暑病、水肿、脊膂强痛、挫闪腰痛。

【操作方法】向上斜刺0.5寸。不宜直刺，以免针体进入口腔。水沟针尖方向指向鼻中隔下部，针感最强。

【临床心得】本穴醒神之效佳，但见神昏不清者，以拇指大力捏此穴，即可起到神清目开之效，用力宜大。

十一、突三针

【组成】水突穴、扶突穴、天突穴。（图32）

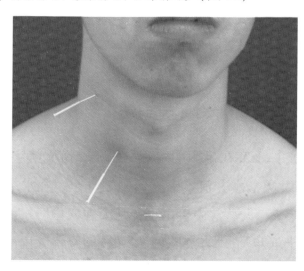

图32　突三针（水突穴、扶突穴、天突穴）

【配穴主治】甲状腺肿大、甲状腺囊肿。

【临床心得】《标幽赋》所云"取五穴用一穴而必端"为至理名言，要取准穴位，需明白相邻穴位的位置关系。人迎：喉结旁开1.5寸，胸锁乳突肌前缘，颈总动脉搏动处。水突：喉结旁开与胸锁乳突肌前缘之交点。气舍：颈部，锁骨内侧端上缘，胸锁乳突肌的胸骨头与锁骨头之间。缺盆：锁骨上窝中央，距前正中线4寸。以上四穴均为胃经腧穴。扶突：喉结旁开3寸，胸锁乳突肌的前后缘之间，扶之应手跳动处。天鼎：颈外侧，胸锁乳突肌后缘，当喉结旁，扶突穴与缺盆穴连线中点。（图33）

1. 水突

【穴位定位】喉结旁开与胸锁乳突肌前缘之交点。（图32）

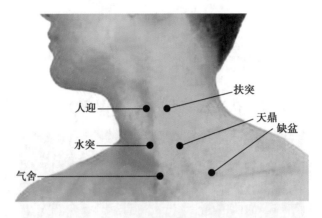

图 33　水突穴

【穴名释义】水突在足阳明胃经。水，《说文解字》："水，准也。北方之行，象众水并流，中有微阳之气也，凡水之属皆从水。"突，《说文解字》"犬从穴中暂出也，从犬在穴中"，并有穿通之义。《左传·襄二十五年》："宵突陈城。"（夜间穿凿陈国的都城）穴在人迎之下。结喉两旁，人当饮食下咽时，本穴向上冲动，气向上冲，即突之意也。气水同源，故名"水突"。

【局部解剖】①针刺层次：皮肤—皮下组织—颈阔肌—胸锁乳突肌前缘—肩胛舌骨肌。②穴区神经、血管：浅层有颈横神经、面神经颈支和颈前静脉分布；深层有副神经、颈神经前支和甲状颈干分布；再深层有颈交感干。（图 34）

【主治病症】咳逆上气、喘息不得卧、咽喉肿痛、甲状腺肿。

【操作方法】沿皮向气管斜刺 0.5～0.7 寸。针刺时应避开动脉、甲状腺体。宜先以手诊压颈前，明确颈动脉位置，然后避开之进针。进针后不提插，只做捻针或刮针法，留针 30 分钟。

【临床心得】水突之意为阳明水谷之气穿突而出之处，为水谷下咽出入之要穴，有通利降逆作用，所治之症属气分，故治咳逆上气，咽肿等症。

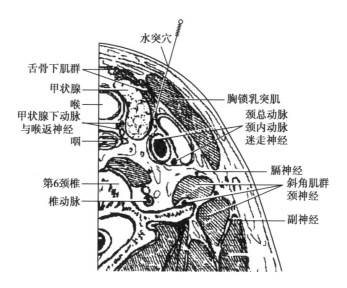

水突穴

舌骨下肌群
甲状腺
喉
甲状腺下动脉
与喉返神经
咽

第6颈椎
椎动脉

胸锁乳突肌
颈总动脉
颈内动脉
迷走神经

膈神经
斜角肌群
颈神经

副神经

图 34　水突穴解剖层次图

2. 扶突

【穴位定位】喉结旁开 3 寸，胸锁乳突肌的前后缘之间，扶之应手跳动处。（图 32）

【穴名释义】扶突在手阳明大肠经。《说文解字》："扶，佐也。"《广韵》："扶，助也。"《论语·季氏》："颠而不扶。"《国策·宋策》："若扶梁伐赵。"突，有穿通之义。或谓灶突，《淮南子·人间》"百寻之屋，以突隙之烟焚"。突，凸出，突起。突，泉名，又跳也，冲也。又烟囱曰突。"铺四指为扶"之说，扶约当手之四横指，等于同身三寸。扶突穴位于喉结突起旁开一扶，故名之。亦曰本穴抚之动脉突突应手，有如水泉涌突之状，因名"扶突"。

【局部解剖】①针刺层次：皮肤—皮下组织—颈阔肌—胸锁乳突肌。②穴区神经、血管：浅层有颈横神经分布；深层有耳大神经、枕小神经、颈横神经和锁骨上神经穿过深筋膜处，并有面神经颈支、副神经和颈外动脉分支分布；再深层有颈血管鞘。（图 35）

【主治病症】咳嗽、气喘、咽喉肿痛、暴喑、瘿气、瘰疬。

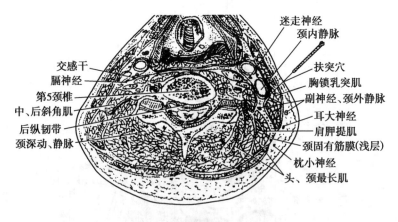

图 35　扶突穴解剖层次图

【操作方法】同上穴。

【临床心得】该穴位于喉结旁 3.5 寸，约当今之四横指外，喉结突起旁开一扶，铺四指曰扶，故名扶突。古人以天鼎如炉灶，本穴犹烟囱也，用其通畅之力，泻除忧郁之火，最早记载于《灵枢·本输》。

3. 天突

【穴位定位】在颈部，当前正中线上，胸骨上窝中央。（图 32）

【穴名释义】天突在任脉上。天，上意，指天气及人身之上部。突，指灶突。灶突，即烟囱，引申为食管、气道。本穴位居胸腔最上的喉头，既为清气之所入，又为浊气之所出，故以为名。天气通于肺，穴处犹如肺气出入之灶突也。此穴在胸骨上窝正中之凹陷中。因其为胸部腧穴位置最高者，故喻天突为穴名。

【局部解剖】①针刺层次：皮肤—皮下组织—左、右胸骨舌骨肌之间—左、右胸骨甲状肌之间—上纵隔蜂窝组织—气管前间隙。②穴区神经、血管：浅层有颈横神经和颈静脉弓属支分布；深层有舌下神经降支和甲状腺下动脉分布；再深层有气管。向下刺可入胸骨柄后方，有胸腺、左无名静脉和主动脉弓等结构。（图 36）

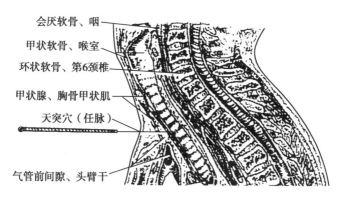

会厌软骨、咽

甲状软骨、喉室

环状软骨、第6颈椎

甲状腺、胸骨甲状肌

天突穴（任脉）

气管前间隙、头臂干

图36　天突穴解剖层次图

【主治病症】咳嗽、气喘、胸痛、咽喉肿痛、暴喑、瘿瘤、梅核气、噎膈、呃逆。

【操作方法】先直刺0.2~0.3寸，然后沿胸骨柄后缘缓慢向下刺入0.5~1寸。注意避开向下方的气管、食管、动脉、静脉，严格掌握针刺的角度和深度。进针后不提插，只做捻针或刮针法，留针30分钟。

【临床心得】《玉龙歌》云：哮喘之证最难当，夜间不睡气遑遑，天突妙穴宜寻得，膻中着艾便安康。推拿有点天突穴法：点时屈手大指以指甲贴喉，指端着穴，直向下用力（勿斜向里），其气即通。指端，当一起一点，令痰活动，兼频频挠动其指端，令喉痒作嗽，其痰即出。

十二、眼三针

【组成概述】眼Ⅰ针、眼Ⅱ针、眼Ⅲ针。（图37）

【配穴主治】视神经萎缩、视网膜炎、黄斑变性、弱视等内眼疾病。

【临床心得】此配穴是治疗重症眼疾的必选组穴。只要胆大心细，行方智圆，亦不必顾虑重重。然轻症眼疾实无冒此大险必要，应知治法以中病为佳，万勿自逞技高，损人误己，非良医之所为。

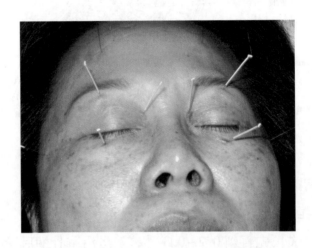

图37　眼三针（眼Ⅰ针、眼Ⅱ针、眼Ⅲ针）

1. 眼Ⅰ针

【穴位定位】在睛明穴（目内眦角稍上方的凹陷处）上1分。（图37）

【穴名释义】睛明穴在足太阳膀胱经上，为手足太阳、足阳明、阴跷、阳跷五脉之会。睛，指眼睛。《玉篇》："睛，目珠子也。"《灵枢·邪气脏腑病形》："阳气上走于目而为睛。"明，《说文解字》释为"照也"。《左传·昭二十八年》："照四方曰明。"精明穴在目内眦黏膜组织上，近于睛，主治两目红肿、羞明，一切目疾，有明目之效，故曰"睛明"。《素问·脉要精微论》王冰注："在明堂左右两目内也，以近于目眦，故曰精（睛）明。"

【局部解剖】①针刺层次：皮肤—皮下组织—眼轮匝肌—眶脂体—内直肌。②穴区神经、血管：浅层有滑车上神经和内眦动脉的分支分布；深层有面神经颞支和动眼神经分布，并有滑车上、下神经和动脉经过。（图38，图39）

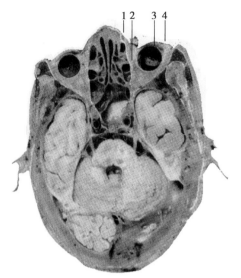

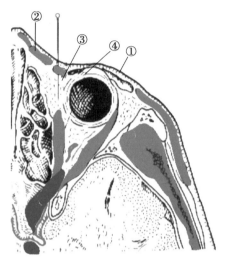

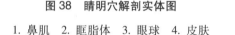

图 38　睛明穴解剖实体图　　　　　图 39　睛明穴解剖示意图

1. 鼻肌　2. 眶脂体　3. 眼球　4. 皮肤　　　①皮肤　②鼻肌　③眶脂体　④眼球

【主治病症】目赤肿痛、迎风流泪、胬肉攀睛、目视不明、近视、夜盲、色盲、目翳。

【操作方法】嘱患者闭目，医者以左手轻推眼球向外侧固定，右手持针，缓慢垂直进针 1～1.2 寸。进针后不做捻转、提插，以防刺破血管引起血肿，可用拇指指甲轻刮针柄。出针时用干棉球轻压针孔片刻，以防出血。不宜灸。

刺睛明穴深度最好在 15mm 之内。与目内眦皮肤成 90°垂直缓慢进针，以避开动静脉。当针刺深度达到 19mm 左右时，针尖可能会刺伤筛前动、静脉。当刺到 32mm 左右时，可能会刺伤筛后动、静脉。当针刺深度超过 32mm 时，可能刺伤鼻侧部的睫状后动脉或睫状后长动脉。针刺深度男性达 50mm 左右或女性达 48mm 左右时，可能刺伤视神经孔内走行的视神经和眼动脉。当针刺深度达 51mm 以上时，针尖可能透过眶上裂而刺伤海绵窦或刺伤三层脑膜以及大脑颞叶。

睛明穴亦不可刺得太浅而留针，如进针 0.5 寸左右留针是很危险的，因为眼球转动有可能触碰针头。针刺深度过 1.5 寸左右为宜，这时针尖已越过到眼球后方，即使眼球转动也只是触碰针体，碰不到针尖。

【临床心得】眼三针要细心选针，针体必须直，不得稍有弯曲；眼眶内壁基本垂直于眼表皮肤，垂直进针后沿内直肌刺入阻力明显，一旦有落空感即提示离开了内直肌，应立即退针，调整方向后再进；出针后按压 3 分钟，即使有渗血点，无须惊慌。笔者曾按压 2 分钟后仍见渗血点，马上再次按压回原位 3 分钟，完全没有再出血，眼眶丝毫未见瘀血。眼Ⅰ针穴近睛明，但更近鼻根而远离瞳神，功效与睛明穴相近，但更安全。

某些针灸学本科教材载睛明主治腰痛，临床并无太大意义，主治腰痛穴位甚多，睛明本是较危险的穴位，为减少医患双方风险，均应慎用之。

2. 眼Ⅱ针（承泣穴）

【穴位定位】瞳孔直下，位于眶下缘与眼球之间。（图 37）

【穴名释义】在足阳明胃经上。为阳跷脉与任脉及足阳明脉之交会穴。承，有受义。《礼·礼运》："是谓承天之祜。"《易·师卦》："开国承家。"虞翻谓："承，受也。"《说文解字》："泣，无声出涕曰泣。"《六书故》："呱呱而泣，诗：其泣喤喤，泣非无声也。大约悲者泣而哀者哭，哭泣之声有细大之差焉。"《针灸甲乙经》有："目不明，泪出。"《尔雅·释言》："泣，泪也。"承泣穴在目下，当悲泣泪下，此穴处首先受之，故名承泣。

【局部解剖】①针刺层次：皮肤—皮下组织—眼轮匝肌—眶内眼球下直肌和下斜肌。②穴区神经、血管：浅层有眶下神经分布；深层有面神经颧支、眶下动脉分布；眶内有动眼神经和眼动脉分支分

布。（图38，图39）

【主治病症】眼睑瞤动、目赤肿痛、夜盲、口眼㖞斜、迎风流泪。

【操作方法】嘱患者闭目，医者以左手轻推眼球向上方固定，亦可嘱患者闭目后眼稍向头顶部转睛。医者右手持针，紧靠眼眶下缘缓慢直针1~1.2寸。

【临床心得】本穴进针方向可稍向上斜，沿下直肌内进，眼压过高的患者慎用此穴。

3.【眼Ⅲ针】

【穴位定位】目正视，瞳孔直上，当眶上缘与眼球之间。（图37）

【局部解剖】①针刺层次：皮肤—皮下组织—眼轮匝肌—眶内。②穴区神经、血管：浅层有眶上神经分布；深层有面神经颞支和额动脉分布；眶内有额神经干、提上睑肌、上直肌和动眼神经。（图38，图39）

【主治病症】目疾。

【操作方法】嘱患者闭目，医者以左手轻推眼球向下固定，右手持针，紧靠眼眶上缘缓慢直刺1~1.2寸。针尖可先向上微斜进，再向后斜进。

【临床心得】进针透皮后，针体应在提上睑肌和上直肌之间进针，针下应有较明显的阻力，其余事项同睛明穴。

十三、鼻三针

【组成】迎香穴、上迎香穴、印堂穴。（图40）

【配穴主治】过敏性鼻炎、急性鼻炎、鼻窦炎、鼻出血、嗅觉障碍。

【临床心得】靳三针配穴最早是从鼻三针开始，为主治鼻塞不通诸疾的要穴，重点在局部取穴的作用，往往可取得针入穴中鼻塞即通之效。

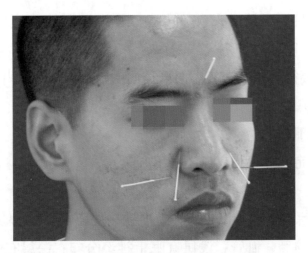

图40　鼻三针（迎香穴、上迎香穴、印堂穴）

1. 迎香

【穴位定位】在鼻翼外缘中点旁，当鼻唇沟中。（图40）

【穴名释义】本穴为手阳明大肠经穴。《说文解字》："迎，逢也"；"香，芳也，从黍从甘"。《春秋传》曰："黍稷馨香。"凡香物统谓之香。本穴在鼻翼傍五分。主治鼻鼽不利，窒洞闭塞。盖肺开窍于鼻。大肠为肺之府，本穴属大肠而位近鼻窍，有宣肺通窍之功，故名迎香。杨上善曰："肺气适于鼻，鼻和则能知香臭矣。"《金针梅花诗钞》迎香条："善通鼻塞号迎香。"肺开窍于鼻，与大肠为表里。鼻塞得通，则为香为臭自可迎而知之矣。《灵枢·脉度》："肺气通于鼻，肺和则鼻能知香臭矣。"

【局部解剖】①针刺层次：皮肤—皮下组织—提上唇肌。②穴区神经、血管：浅层有眶下神经分布；深层有面神经颊支、颧支和面动脉分布。（图41）

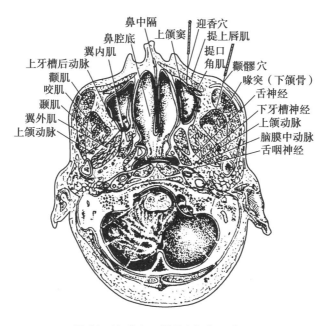

鼻中隔　　　　迎香穴
鼻腔底　　　上颌窦　　提上唇肌
翼内肌　　　　　　　　　提口
上牙槽后动脉　　　　　　角肌　　颧髎穴
颧肌　　　　　　　　　　喙突（下颌骨）
咬肌　　　　　　　　　　舌神经
颞肌　　　　　　　　　　下牙槽神经
翼外肌　　　　　　　　　上颌动脉
上颌动脉　　　　　　　　脑膜中动脉
　　　　　　　　　　　　舌咽神经

图 41　迎香穴、颧髎穴解剖层次图

【主治病症】鼻塞、鼽衄、口㖞、面痒、胆道蛔虫症。

【操作方法】嘱患者仰卧位或坐位，针尖向鼻翼部斜刺 0.3~1.5 寸。进针后不做大幅度捻转、提插，以防针刺入鼻腔。不宜灸。

【临床心得】此穴可水平横刺，针尖直刺向前正中线方向，左右迎香刺入的针尖相对；此种刺法，刺激量极大。亦可沿鼻翼外侧刺向鼻根方向，根据病人耐受程度决定刺入的深度。

2. 上迎香

【穴位定位】在鼻部，鼻骨下凹陷中，鼻唇沟上端尽处。（图40）

【穴名释义】上迎香亦称鼻通穴，为奇穴。出自《银海精微》："久流冷泪，灸上迎香二穴。"《经外奇穴治疗诀》所载鼻通、鼻穿与本穴同位。

【局部解剖】①针刺层次：皮肤—皮下组织—鼻肌—鼻翼软骨。②穴区神经、血管：浅层有眶下神经和滑车下神经分布；深层有面神经颊支和面动脉分支分布。

【主治病症】鼻塞、鼻渊、目赤肿痛、迎风流泪、头痛。

【操作方法】医者先用示指按压穴位以确定位置，针尖向下或向上斜刺 0.3~0.5 寸。可灸 3~5 分钟。此穴不宜直刺或斜刺过深，以免针体进入口腔。

【临床心得】此穴在鼻翼软骨与鼻甲交界处，故刺法无论向上、向下，均以沿鼻翼外侧进针为宜。

3. 印堂

【穴位定位】在额部，当两眉头中间。（图40）

【穴名释义】印堂为经外奇穴。出自《扁鹊神应针灸玉龙经》。《素问·刺疟》："刺疟者，必先问其病之所先发者，先刺之，先头痛及重者，先刺头上两额两眉间出血。"《扁鹊神应针灸玉龙经》："头风呕吐眼昏花，穴在神庭刺不差，子女惊风皆可治，印堂刺入艾来加。印堂，在两眉间宛宛中……随症急慢补泻，急者慢补，慢者急泻，通神之穴也。"《针灸大成》："印堂一穴，在两眉中陷中是穴。针一分。灸五壮。治小儿惊风。"《玉龙赋》："印堂治其惊搐。"《玉龙歌》："孩子慢惊何可治，印堂刺入艾还加。"《医学纲目》："头重如石，印堂一分，沿皮透攒竹，先左后右，弹针出血。"

【局部解剖】①针刺层次：皮肤—皮下组织—降眉间肌。②穴区神经、血管：浅层有滑车上神经分布；深层有面神经颞支和内眦动脉分布。（图42）

【主治病症】头痛、眩晕、失眠、小儿惊风、鼻塞、鼻渊、鼻出血、眉棱骨痛、目痛。

【操作方法】嘱患者仰卧或坐位，提捏局部皮肤，沿皮从上垂直向下平刺达鼻根部，约 0.3~0.5 寸。不提倡向左或向右斜刺，以避免刺向眼内眦。

印堂的揣穴很重要，方法如下：在两眉头之中点，用手指细心

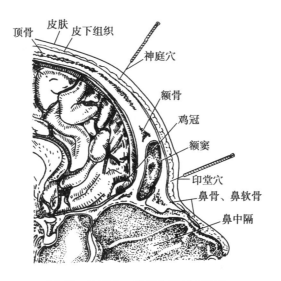

顶骨 皮肤 皮下组织
神庭穴
额骨
鸡冠
额窦
印堂穴
鼻骨、鼻软骨
鼻中隔

图 42 神庭穴、印堂穴解剖层次图

揣摩一稍斜向鼻根方向的凹陷，沿此凹陷进针，针感较强。针尖稍向体表倾斜，可减弱针感，对害怕疼痛的病人可如此；针尖向额侧倾斜角度稍大，针感加强，适用于需重刺激的病人。

　　用左手提捏起印堂皮肤，右手进针，是一种较为患者接受的进针方法。"知为针者，信其左；不知为针者，信其右。"左手提捏，可以极大减轻病人的进针痛感和恐惧感。本人越来越体会到左手在病人体表触及皮肤对病人的安慰作用及减轻疼痛的作用，且不说对加强疗效的作用了。被刺的患者和拿着针去刺的医生，完全是两种不同的心态。读者诸君如若不信，把两个角色都试一遍即可，"绝知此事要躬行"。这种不同的心态，纸上得来终觉浅。不同的心理状态、精神状态，就是意也，"医者，意也"，针灸的疗效和"意"有太大的关系。

　　【临床心得】①此穴位于督脉循行线上，督脉穿鼻根，贯鼻梁，达鼻尖，故此穴为鼻疾要穴。②可用攒竹穴（双）取代印堂，攒竹为足太阳经与阳明经交会穴，诸阳之气攒聚于眉头，如新竹之茂，又如竹字以象其形，故名攒竹。诸脑昏、目赤，泻攒竹，以宣泄太阳热气，活络明目。③印堂为笔者临床常用穴，尤多用于神志、精神诸疾。凡失眠、多梦、抑郁、焦躁、多动、自闭之疾，每多配合百会、神庭，亦多有良效。三穴均在督脉之上，一线以贯之，亦谓"醒神三穴"。

十四、耳三针

【组成】听宫穴、听会穴、完骨穴。（图43）

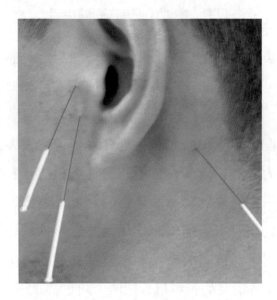

图43　耳三针（听宫穴、听会穴、完骨穴）

【配穴主治】耳聋、耳鸣。

【临床心得】治疗耳聋、耳鸣常用耳门、听宫、听会、翳风等穴位。临床实践中，听宫和听会都须张口取穴，均位于耳前，可达耳内。根据"针灸不过数处"的原则，在局部选此二穴。完骨穴属足少阳胆经过耳后之穴，足少阳经"从耳后入耳中，出走耳前"。另外，其又是足少阳、太阳之交会穴，足太阳经"从巅至颞颥部，从头顶入里络于脑"，说明完骨穴对耳部疾病的治疗有着极重要的作用。所以选用此三穴配合治疗耳部疾病。

药物性耳聋历来被认为是不可逆的。十余年前，笔者治疗数名药物性耳聋患儿，似有疗效，但尚不自信。查阅美国国立卫生研究院权威英文文献：庆大霉素致小鸡耳聋动物试验，观察到耳蜗纤毛细胞有重生现象，惜鸡非哺乳动物，与人差异较大。笔者十多年始终关注此领域。数周前，终阅此实验在大鼠耳聋中复制成功，并言明对患儿具重要意义。

药物性耳聋曾高居我国儿童耳聋病因的首位。氨基苷类抗生素的耳毒性（肾毒性）是严重的副作用之一。

庆大霉素在笔者刚毕业做医生的那个年代，在中国广泛使用，用于儿童常见发热有"立竿见影"的效果，且价格低廉，但其肾毒性也同样"立竿见影"。对其敏感的儿童，一支 2ml 的注射液即可致终生双耳完全性耳聋。

西药白利麦豆治妊娠呕吐颇有疗效，但其毒副作用在欧洲导致了两千多个畸形儿童！曾经我们被告知可以安全服用的土霉素、四环素、安乃近，之后都因其毒副作用而临床应用逐渐减少，甚至被禁用。昨天的新药有多少成了今天的禁药！近百年来，西药取得了长足的发展，不断有新的化合物被发现并试用于临床，也不断因为这些药物的巨大毒副作用而被淘汰停用。我们是否由于某些利益的驱使，把某些药物的作用放大了，其危害却被有意无意地缩小了、掩盖了。多少患者成了药物实验的大白鼠，充当着实验新药的角色。想想四环素牙、庆大霉素耳聋，历历在目。

医学以临床为最终标准，临床有效即当坚持，理论仍可日新月异。理论是服务于临床的，用于解释繁杂的临床现象。直到目前为止，没有一种医学理论能够解释全部的临床现象。这很容易理解，因为只有最完善的理论才能做到这一点，做到这一点的理论就无须再进步、再完善了。直到目前为止，所有的医学理论都是不完善、不完美的，都是只解释部分临床现象。正是因为这种不完善、不完美，成为医学进步和发展的动力。若今日理论不支持即放弃临床，多少有效之术尽当夭折矣。

理论很重要，但理论赖以建立的、客观存在的临床现象之间的联系和总结出来的规律更重要。中医认识到了"面口合谷收""腰背委中求""肺与大肠相表里"，深刻地认识到肺和大肠的关系是脏和腑关系中最密切的一对脏器。感冒有以呼吸道病变为主要症状的，也有以消化道病变为主要症状的，所谓的"胃肠型感冒"。中医创造了脏腑表里关系这一理论来解释这一现象。这一个个真实客观的事实就像一粒粒闪光的珍珠。我们的祖先创造了完整的理论体系串联起这一粒粒珍珠，形成了中医。理论可以修正，可以调整，可以更完善，但都要更好地解释这一粒粒珍珠。珍珠的价值所以更大，因为这一个个现象是客观、真实、经历岁月考验、大浪淘沙之后存在下来的。完善的理论应能更好地串联起这一粒粒珍珠，而不是遗漏任何一粒宝贵的珍珠，每一粒珍珠都是我们祖先的心血，甚至生命凝成。敬畏先人的智慧，珍视先人的经验，在充分、完整地继承基础之上，我们才敢去谈发扬。这就像学习书法，尽临天下碑帖，积数十年之功，才敢言创新。否则，创新无异于痴人说梦、缘木求鱼。

1. 听宫

【穴位定位】在面部，耳屏的前方，下颌骨髁状突的后方，张口时呈凹陷处。（图43）

【穴名释义】听宫在手太阳小肠经。听，聆也。《灵枢·官能》："聪耳者，可使听音。"宫，《说文解字》释为："宫，室也。"《尔雅·

释乐》："宫，中也。"又有围、屏之意。《礼·丧大记》："君为庐宫之。"按耳和髎、耳门、听宫、听会俱在耳前，四穴名异，功能略同。而耳门、听宫两穴，同存一窠，表面虽可强分，穴底终归一窠。若依浅为耳门、深为听宫之说，辨别穴位，较为简捷。况两穴治病，又复略同，似乎无须分丝析缕。一而二，可；二而一，亦无不可。

【局部解剖】①针刺层次：皮肤—皮下组织—腮腺—外耳道软骨。②穴区神经、血管：浅层有耳颞神经和颞浅动脉的分支分布；深层有面神经的分支分布。（图44）

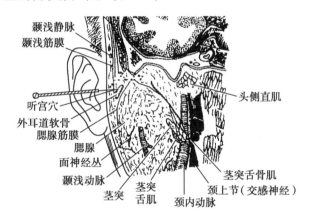

颞浅静脉
颞浅筋膜
听宫穴
外耳道软骨
腮腺筋膜
腮腺
面神经丛
颞浅动脉
茎突
茎突舌肌
头侧直肌
茎突舌骨肌
颈上节（交感神经）
颈内动脉

图44　听宫穴解剖层次图

【主治病症】耳鸣、耳聋、聤耳、齿痛、癫狂痫。

【操作方法】坐位或仰卧位，张口，缓慢进针，直刺1~1.2寸，入针后令患者合上口。

【临床心得】针刺该穴的关键是深浅。对于耳鸣、耳聋和听力下降等疾病来说，多由听神经损伤引起，病位较深，需要深刺以达病位才有效。

2. 听会

【穴位定位】在面部，当耳屏间切迹的前方，下颌骨髁状突的后缘。（图43）

【穴名释义】听会在足少阳胆经。听，聆也，耳受声为听。会，有会合、聚会之义。耳主听觉，穴当耳前，为耳部脉气之聚会，以其主治耳聋气闭，针此可使声音得以会聚，故名之。本穴之上有耳和髎、耳门、听宫，本穴与之挨近。故本穴为司听之会，而名"听会"。

【局部解剖】①针刺层次：皮肤—皮下组织—咬肌筋膜—腮腺。②穴区神经、血管：浅层有耳颞神经、耳大神经和颞浅动脉分布；深层有面神经、下颌神经肌支和舌咽神经腮腺分支分布。（图45）

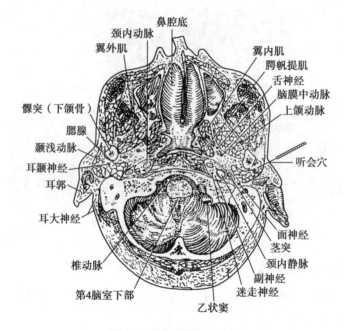

图 45　听会穴解剖层次图

【主治病症】耳鸣、耳聋、聤耳、齿痛、口㖞、面痛。

【操作方法】同上穴。

【临床心得】笔者曾随靳老侍诊，针一耳聋患者，年四十余，暴聋十余日。笔者按靳老处方针此三穴十余日，未见显效，百思不得其故。故请教靳老进针，细看靳老取穴、进针，患者有痛感，但靳老只稍微停留，继入针深达1.2寸许，笔者恍然似有所悟。此后5次治疗，余均请靳老操针亲做，针5次而大有效。笔者方悟针刺深度之重要，穴深针浅如药轻不中病，无怪乎《济生拔粹》云"中穴不及其分"为临床无效的一大原因。针术实至精至妙，非粗工所堪为。

3. 完骨

【穴位定位】在后头部，当耳后乳突的后下方凹陷处。（图43）

【穴名释义】完骨在足少阳胆经。完，有坚好之义。《考工记·输入》："输敝三材不失职谓之完。"全而整也，又事功完成，守备完固皆是也。骨，为肉之核。《灵枢·骨度》："耳后当完骨者，广九寸。"张介宾注："耳后高骨曰完骨。"完骨，一古代解剖名，即今之颞骨乳突。耳后起骨如城廓之完备，拱卫脑府，中藏神系，通于耳目，故名"完骨"。穴当其处，骨穴同名。在人身、头骨为脑之宫城，最宜高坚完固。

【局部解剖】①针刺层次：皮肤—皮下组织—胸锁乳突肌。②穴区神经、血管：浅层有枕小神经、耳大神经和耳后动脉分布；深层有副神经、颈神经丛肌支和枕动脉分支。（图46）

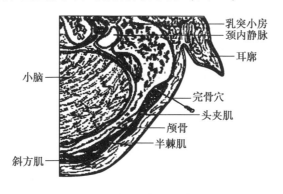

图46　完骨穴解剖层次图

【主治病症】耳疾、颈项强痛、失眠、齿痛、口㖞、口噤不开、颊肿、癫痫、疟疾。

【操作方法】针前先用手指按压并探穴，用 1.5 寸毫针向耳内方向慢慢深刺，进针 1~1.2 寸。该穴深层有颈深动、静脉，再深而有椎动脉，进针时要掌握适宜深度，以免针刺过深而引起损伤。

【临床心得】该穴亦主治头风耳后痛，烦心、癫疾僵仆，齿牙龋痛，口㖞僻，颈项痛不得回顾等。

十五、手三针

【组成】合谷穴、曲池穴、外关穴。

【配穴主治】上肢瘫痪、麻痹、疼痛、感觉障碍。

【临床心得】"手三针"主要是用来治疗上肢运动障碍疾病。曲池和合谷是阳明经穴。《黄帝内经》："腰以上病者，手太阴阳明主之。""手三针"偏重选手阳明大肠经，因为阳明经多气多血，阳明行气于三阳，上肢活动与阳明经密切相关。外关为手少阳三焦经的络穴，内通手厥阴经，与阳维脉交会，"阳维维诸阳"。"手三针"可以说是靳老三针配穴中的经典。三穴分布于手臂外侧。临床多见中风病人多内侧屈肌痉挛，外侧伸肌无力。现代康复医学多主张少刺激屈肌，避免加重痉挛，多加强伸肌训练，所以本组配穴对多种上肢活动障碍效果满意。靳老手三针创立于40年前，与40多年后才传入中国的现代康复理论丝丝契合，因为两种理论都来自临床，都是对临床严谨观察、总结的结果，殊途同归，这正是中医生命力之所在。

1. 合谷

【穴位定位】在手背，第 1、2 掌骨之间，平第 2 掌骨中点凹陷中。（图 47）

【穴名释义】合谷为手阳明大肠经"原穴"。合，开合、结合、

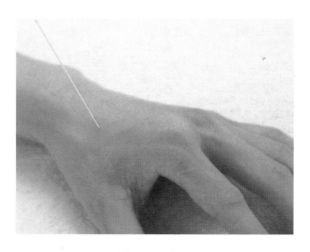

图 47　合谷穴

合拢之意。谷，山洼无水之地，又肌肉之结合处，《黄帝内经》谓："肉之大会为谷。"本穴取意古之山名，以肉之大会为谷，二处相连为合，又有交结、集会之意。示指、拇指并拢，虎口处出现隆起肌肉，状若山峰。又本穴在拇指、示指歧骨间，大凹隙中，故喻之为"谷"。更有小谷、间谷来与交会，故名"合谷"。

【局部解剖】①针刺层次：皮肤—皮下组织—第1、第2掌骨间，当第2掌骨桡侧的中点处。②穴区神经、血管：浅层有桡神经浅支、手背静脉和掌背动脉分布；深层有尺神经深支和食指桡侧动脉分布。（图48）

【主治病症】头痛、眩晕、目赤肿痛、鼻出血、鼻渊、齿痛、耳聋、痄腮、面肿、疔疮、咽喉肿痛、失音、牙关紧闭、口眼㖞斜、半身不遂、指挛、臂痛、发热恶寒、无汗、多汗、咳嗽、闭经、滞产、胃痛、腹痛、便秘、痢疾、小儿惊风、瘾疹及疥疮、疟疾。

【操作方法】直刺 0.8~1.2 寸。

【临床心得】合谷是临床常用的穴位，但未必每个针灸医生都能正确使用。笔者常见许多医生易疏漏的地方有二，一是针的位置太

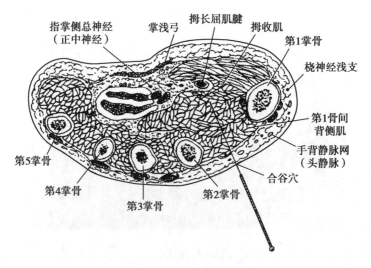

指掌侧总神经（正中神经）　掌浅弓　拇长屈肌腱　拇收肌

第1掌骨

桡神经浅支

第1骨间背侧肌

手背静脉网（头静脉）

合谷穴

第2掌骨

第3掌骨

第4掌骨

第5掌骨

图 48　合谷穴解剖层次图

偏向虎口部位的外侧。合谷的正确定位是虎口内侧 1/3，笔者临床体会到合谷取穴位于虎口位置的中点外侧时临床疗效大减。二是针尖方向，进针后针尖偏向虎口内侧则针感强，偏向虎口外侧则针感弱，具体方向可根据病人的耐受性及治疗需要而定。耐受性差的病人、需弱刺激的病人，针尖稍向外侧；久病、重病、非强刺激不能起沉疴者，针尖向内侧。刺激强者可以出现石学敏院士强调的以示指抽动一二次为佳的量化指标。

笔者跟师多年方悟，靳老强调的针尖方向至关重要，偏之毫厘，针感差异极大。《黄帝内经》强调针尖"指向病所"，即针尖方向原则指向病变部位是极有道理的。病所即是经络不通之处，针刺的作用就在于疏通、调整不通的经络，针尖指向应是针感的传导方向，传导指向病所方能加强疏通、调整的作用。

2. 曲池

【穴位定位】在肘部外侧，屈肘成直角时，肘横纹头与肱骨外上髁连线的中点。（图 49）

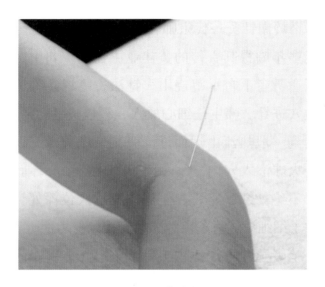

图 49　曲池穴

【穴名释义】曲池为手阳明大肠经"合穴"。曲，《书·洪范》"木曰曲直"，有屈曲不直之义，地形弯折处亦名曲。池，穿地通水亦名池。《广韵》："停水曰池。"本穴在肘外侧，屈肘时当肱骨外侧与肘横纹桡侧端之中点陷凹中，屈肘穴处凹陷，其形如池，故名曲池。

【局部解剖】①针刺层次：皮肤—皮下组织—桡侧腕长、短伸肌—肱桡肌—肘肌。②穴区神经、血管：浅层有前臂后皮神经分布；深层有桡神经干经过，并有桡神经肌支、肌皮神经肌支、桡侧副动脉（肱深动脉分支）和桡侧返动脉分布。（图 84）

【主治病症】热病、咽喉肿痛、手臂肿痛、上肢不遂、手肘无力、月经不调、瘰疬、疥疮、瘾疹、丹毒、腹痛吐泻、痢疾、齿痛、目赤痛、目不明、眩晕、胸中烦满、瘻疭、癫狂、疟疾、善惊。

【操作方法】直刺 1~1.2 寸。

【临床心得】对曲池穴的针感，笔者有极强烈的亲身体验。2007　67

年 4 月，笔者请岭南针灸一代宗师韩少康老先生的儿子韩兼善主任，以及亲随韩老多年颇得其真传的黄建业主任到广州中医药大学举办讲座。韩主任邀听者上台示范烧山火针法，笔者立刻请韩主任在自己的右臂曲池穴进针。韩主任细心取穴，缓慢进针，随着针体进入，笔者深切感受到一股热流由远而近，似艾条悬灸时艾火由远而近的感受，如一个火球滚入穴内。笔者闭目静坐，细心体验，只觉其热度绵绵而来，不绝如缕，非灼热但热力直达穴位深处。笔者向在场的 200 多名学子细细讲述每一点针感的变化，努力使听者得知大师针术精妙如此。笔者至此方深悟古典针法之妙，非针术不精妙，乃他人不用心揣摩，无机缘领悟耳。笔者久闻黄主任及韩主任大名多年，可惜一直无缘相见，加之黄主任从封开县中医院业务副院长岗位退休后，更踪迹难觅。忽一日，针灸 2001 级七年制李艳芬同学来电说跟黄主任在佛山中医院针灸科实习月余，深感针灸技术的博大精深。黄主任的患者如堵，极想请黄老来校做一个讲座。笔者亦早有此宿愿。黄、韩两主任连续 4 个周末，共计 8 天的讲座，大获成功，每场均听者爆满，250 多个座位的大阶梯教室，有许多学生站着听完全部讲座。其后，笔者力邀两位年近 70 岁的老人尽快把韩老先生的医案等宝贵资料整理出来，付诸出版。当时届 2008 年寒假，与韩、黄两主任 2007 年春季讲座倏忽之间已近 1 年，黄师母突卧病床，两位老人心身疲惫，余深叹人生无常，更添紧迫感。

3. 外关

【穴位定位】在腕背横纹上 2 寸，桡骨与尺骨之间。（图 50）

【穴名释义】外关为手少阳三焦经"络穴"；又为"八脉交会穴"，通阳维脉。外，指前臂外侧。关，关隘，关要。本穴居前臂外侧之要冲，又与内关相对，为手少阳、厥阴互相联络关要之处。此穴在腕背横纹上 2 寸，尺骨与桡骨之间陷凹中，为手少阳三焦络脉别

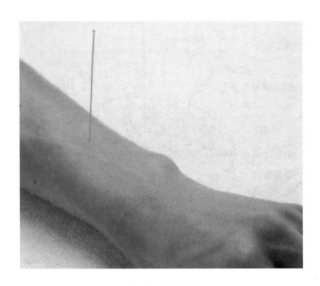

图50　外关穴

出与手厥阴心包联络处，故名外关。杨上善说："此处少阳之络，别行心主外关，故曰外关也。"

【局部解剖】①针刺层次：皮肤—皮下组织—小指伸肌—拇长伸肌—示指伸肌。②穴区神经、血管：浅层有前臂背侧皮神经分布；深层有骨间后神经和骨间后动脉分布。（图51）

【主治病症】热病、头痛、颊痛、耳聋、耳鸣、目赤肿痛、胁痛、肩背痛、肘臂屈伸不利、手指疼痛、手颤。

【操作方法】直刺0.8~1.2寸，以得气为准。

【临床心得】针灸科医生应明白揣穴的道理。从事针灸的医生在学习外关穴的定位时，会不会提一个问题：教科书上外关的定位是"腕背横纹上2寸，尺桡骨之间"。但尺、桡骨之间距离几乎有1cm之宽，针刺进针是一个点，如何在这约1cm的宽度内确定进针的一个点呢？这就要用到揣穴，并且明白"穴"的真正含义。穴，隙也，原意是指地穴、地隙、地缝。古人观察到地上的河流、溪泉，是从地隙中涌出并流动的，取类比象于人体，认为经脉之气也是在人体

69

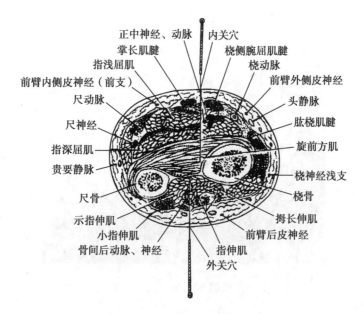

正中神经、动脉　内关穴
掌长肌腱　　桡侧腕屈肌腱
指浅屈肌　　　桡动脉
前臂内侧皮神经（前支）　前臂外侧皮神经
尺动脉　　　头静脉
尺神经　　　肱桡肌腱
指深屈肌　　旋前方肌
贵要静脉　　桡神经浅支
尺骨　　　桡骨
示指伸肌　　拇长伸肌
小指伸肌　　前臂后皮神经
骨间后动脉、神经　指伸肌
外关穴

图 51　内关穴、外关穴解剖层次图

组织的缝隙间流动与灌注的，这个灌注之点就是穴位，所以说穴位是经脉之气灌注的地方。揣穴就是找到这个隙，是组织与组织间接合的部位，是肌肉与肌肉、肌肉与骨骼、骨骼与骨骼间相接合形成的隙，这才是真正的穴的本意。所以外关穴应在腕背横纹上 2 寸的基础上，揣摸到这个缝隙，这才是进针点。其实任何一个穴位都应该这样先揣穴后进针，揣穴的过程就是催经行气、增加局部气血流动的过程，也为得气奠定良好的气血循环基础，所以揣穴是很重要的。

外关穴的针尖方向同样重要，腕部病变外关针尖向腕部，肘部病变针尖向肘部，外感及内脏病变垂直进针。

十六、足三针

【组成】足三里穴、三阴交穴、太冲穴。

【配穴主治】下肢感觉或运动障碍、下肢瘫痪、疼痛。

【临床心得】三穴分别处于下肢的上、中、下三部，分属足阳明胃经、足太阴脾经、足厥阴肝经。足三里穴为胃的下合穴，具有补益、强壮和疏通下肢阳经经气的作用，是治疗下肢肌肉萎缩、运动功能障碍的首选穴；三阴交穴是足太阴脾经脉气所发，足三阴经之交会穴，是治疗下肢阴经病变的首选穴；太冲穴是足厥阴肝经之原穴和输穴，是疏导下肢阴经经气之要穴。三穴合用，主要治疗下肢运动、感觉障碍。

1. 足三里

【穴位定位】在小腿前外侧，犊鼻（屈膝，在膝部髌骨与髌韧带外侧凹陷中）下3寸，距胫骨前嵴1横指。（图52）

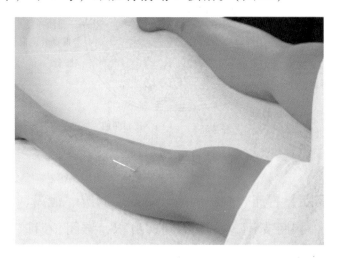

图52 足三里穴

【穴名释义】足三里为足阳明胃经的"合穴"，为胃"下合穴"。足，指下肢，相对于手而言。里，邑、居，集会通达之意。三里，指长度及人身上中下三部之里。以其与外膝眼的距离长度及通乎三焦之里而言。三里，主要是指三寸。《黄帝内经》："天枢以上，天气主之；天枢以下，地气主之。气交之分，人气从之，万物由之。"本穴统治腹部上中下三部诸症，故谓之"三里"。本穴在下肢，故名

71

"足三里"，示别于手三里也。

【局部解剖】 ①针刺层次：皮肤—皮下组织—胫骨前肌—趾长伸肌—小腿骨间膜—胫骨后肌。②穴区神经、血管：浅层有腓肠外侧皮神经分布；深层有腓深神经肌支和胫前动脉分布；小腿骨间膜深面有胫神经和胫后动脉经过并分布。（图53）

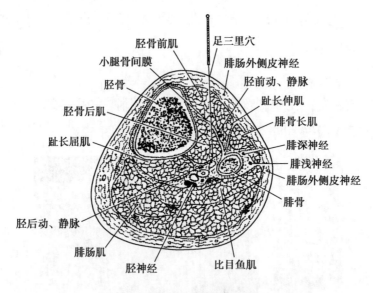

图53　足三里穴解剖层次图

【主治病症】 胃痛、脘腹满痛、呕吐、肠鸣、泄泻、便秘、消化不良、痢疾、胸胁支满、噎膈不利、疳积、癃闭、遗尿、臌胀、水肿、痫症、癫狂、头晕、耳鸣、心悸、气短、鼻疾、目疾、耳聋、喉痹、发热、头痛、虚喘、半身不遂、痹证、脚气、下肢麻痹、乳痈、产后血晕。

【操作方法】 取穴时注意体位。屈膝时在犊鼻穴下用"一夫法"定3寸，胫骨前嵴外旁开1横指处；伸直腿取足三里穴的标准方法是外踝尖至髌骨下缘作16寸，量一半是8寸，再量一半是4寸，再上1寸，就是膝下3寸。直刺1~5寸。针刺得气后，嘱患者不要随意屈伸膝关节，以防疼痛或弯针。

【临床心得】足三里是一重要穴位，其重要性至少有三点：其一，对诸多脏器疾患有调整作用，可从其主治病症中看出。古人命名腧穴，凡其命名中有"三"者，多有此暗含之义。"三"生众妙，"三"者多也。如手三里、三阴交。其二，保健作用。古人有"要想身体安，三里常不干"之说。三里不干是经常有灸疮存在，有灸疮在则人体白细胞处于较高水平，吞噬细菌的能力较强，一旦外邪入侵，即吞噬。古人以一个灸疮的代价，使人体的防卫警戒水平处于较高水平之上，缩短了白细胞水平升高的过程。古人当时无现代的理论解释，但这种灸疮能提高防病能力的因果联系，古人观察到了并且加以总结和应用。中医中诸多治疗技术，实在是先人智慧的结晶，后人真不该以敝帚视之，实有愧于先人。

2. 三阴交

【穴位定位】在小腿内侧，当足内踝尖上 3 寸，胫骨内侧缘后方。（图 54）

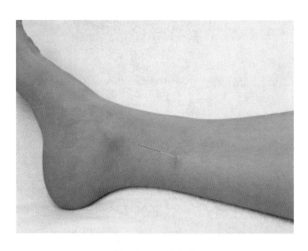

图 54 三阴交穴

【穴名释义】三阴交在足太阴脾经上，为肝脾肾三经"交会穴"。三，乃数名，二与一合为三。阴，在此意指足三阴之经脉。《灵枢·

73

逆顺肥瘦》："足之三阴，从足走腹。"交，《说文解字》："交胫也，从大象交形，凡交之属皆从交。"《易·泰》："天地交而万物通也，上下交而其志同也。"因该处是足太阴、厥阴、少阴三阴经交会之处。《针灸问对》："足之三阴从足走腹，太阴脾经循内踝上直行，厥阴循内踝前，交入太阴之后，少阴肾经循内踝后交出太阴之前。"故名为三阴交。

【局部解剖】①针刺层次：皮肤—皮下组织—趾长屈肌—胫骨后肌—蹹长屈肌。②穴区神经、血管：浅层有隐神经和大隐静脉分布；深层有胫神经和胫后动脉的分支分布。（图55）

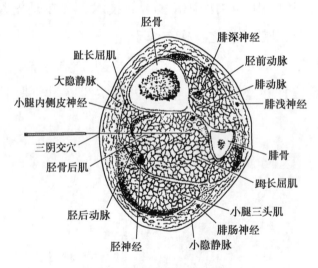

图55 三阴交穴解剖层次图

【主治病症】肠鸣腹胀、大便溏泻、饮食不化；月经不调、崩漏、赤白带下、闭经、痛经、阴挺、不孕症、滞产、死胎、产后血晕、产后腹痛、产后恶露不行、遗精、阳痿、阴茎痛、疝气、癃闭、遗尿；足痿痹痛、脚气、失眠、神经性皮炎、湿疹、荨麻疹、小儿舞蹈病、高血压等。

【操作方法】直刺1~1.5寸。

【临床心得】该穴最早记载于《针灸甲乙经》，其治疗病症广泛，《玉龙经》载"孕妇禁针"，现代针灸教材多承袭此说。但黄建业主任有验案一则，用此穴保胎。笔者特录此案，以待后人验证之。针术之奥妙，非一家一人所能穷尽。

三阴交、血海、膈俞均为治疗血证常用穴，但三穴有别，三阴交治疗全身血证，尤长于妇科血证；血海多用于下半身血证，亦长于妇科血证；膈俞偏于上半身血证，心肝肺之脏的血证或慢性出血性疾病。穴位如药，药有药性，穴有穴性，知其性，方知用之妙。

3. 太冲

【穴位定位】在足背侧，当第1跖骨间隙的后方凹陷处。（图56）

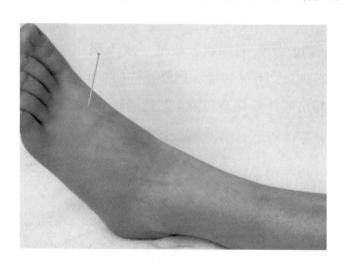

图56　太冲穴

【穴名释义】为足厥阴肝经"输穴"及"原穴"。太，古作大，亦作泰，同大而有加甚之义。冲，有冲要、通道之义。《庄子·应帝王》："吾乡示之以太冲莫胜。"本穴与冲阳旁近，进步抬足，首当其冲，故名之以"冲"。穴在跗上，足大趾内侧次指歧骨间，故名太冲。

《素问·水热穴论》："……此肾脉之下行，名曰太冲。"《素问·上古天真论》："女子二七而天癸至，任脉通，太冲脉盛，月事以时下，故有子。"王冰谓："太冲者，肾脉与冲脉合而盛大，故曰太冲。"姚止庵谓："任冲，奇经脉也。肾气全盛，经气流通，冲为血海，任主胞胎，二者相资，故能有子。"《素问·阴阳离合论》："圣人南面而立，前曰广明，后曰太冲。"张志聪注："南面为阳，故曰广明；背北为阴，而曰太冲。太冲乃阴血之原，位处下焦，上循脊里，足以三阴以太冲为主。"《子午流注说难》："太冲乃足厥阴肝经所注输穴，肝藏血，女子太冲脉盛则月事以时下，太冲又为九针十二原之原穴，五脏禀受六腑水谷气味精华之冲具，故名太冲。"

【局部解剖】①针刺层次：皮肤—皮下组织—第1跖骨间背侧肌—蹈收肌斜头。②穴区神经、血管：浅层有趾背神经和足背静脉网分布；深层有足底外侧神经和第1跖背动脉分布。（图57）

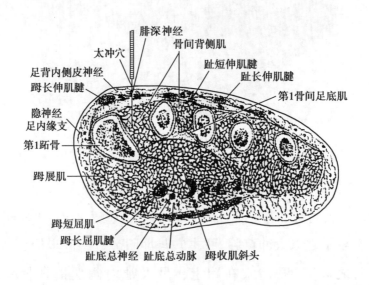

图57　太冲穴解剖层次图

【主治病症】头痛、眩晕、目赤肿痛、口眼㖞斜、耳聋、耳鸣、胁肋胀痛、黄疸、月经不调、痛经、崩漏、遗精、疝气、遗尿、癃闭、小儿惊风、癫狂、痫证、抽搐、腹胀、呕逆、咽痛嗌干、膝股内侧痛、足跗肿、下肢痿痹等。

【操作方法】直刺0.5~1寸。太冲穴要向涌泉穴方向透刺，使针感向足底放射。

【临床心得】太冲临床上易犯和合谷同样取穴不准之病。太冲取穴应稍向第1、2跖趾关节前凹陷，针感较强，如太偏向趾骨，或针尖向趾骨远端则针感会较弱。

合谷、太冲古称四关穴。关者，门户、关卡，是通行的地方。关首先是气之关，是气之门户。四者，四肢，居于人体的四个侧位：左上，右上，左下，右下。（四正位是上下左右。上者，头顶天，上焦心肺，通天气；下者，中下焦，通地气；左者，肝胆少阳左升；右者，肺胃大肠阳明右降）

合谷属大肠经，属阳明，属金，此穴为阳明燥金，以降为顺。合谷位于上肢的末端，上举及天，居于天位，又处于阳经。其所禀者，天气之降也，从天气而下降于地。

太冲属肝经，属厥阴，肝经属木，即此穴为厥阴风木，以升为顺。太冲位于下肢末端，下踏于地，居于地位，又处于阴经。其所禀者，地之气也，从地气而上升于天。

人体诸经，阳经下行，阴经上行，皆禀天地之气而或降或升。合谷之气在阳，禀天气自然下降；太冲之气在阴，禀地气自然上升，这就是天地阴阳自然之道。

人身有左右，即阴阳之道路也。厥阴居左，禀气之升；阳明居右，禀气之降。四关正好适合了厥阴与阳明的升降属性，主我们机体的左升右降。

中药有柴胡法，讲左路升的问题，产生了众多的柴胡剂；中药还有承气法、有白虎法，讲右路降的问题。左升右降，是左与右的平衡与协调问题。百病皆生于气，气在经络里运行，气不通则痛，气通则不痛，因此气机通畅是治疗百病的首要问题。

人禀地气，也禀天气。《黄帝内经》认为：人生于地，悬命于天，天地合气，命之曰人。在六经就是厥阴与阳明，天气自然下降，地气自然上升，上下气机通畅是百病可愈的前提。

不仅仅是气机的上下，四关还关乎阴与阳的上下。合谷属阳而功在下降，太冲属阴而功在上升。开四关可以交通上下阴阳，使天地通泰。

【四关穴的临床应用】

1. **各种痛症**　气不通则痛，人身任何地方的气机不畅，开四关都是最佳的整体治疗方法。《标幽赋》云："寒热痹痛，开四关而已之。"就是说，这四个穴位把天地上下给通畅了，身体各种痛症自然有减轻。而且，对于肝阳上亢引起的头晕、头痛、目眩，四关清降血压，引相火下行而止痛。

2. **精神疾患**　精神问题也就是神的问题，是一个天与地、阴与阳的气机上下问题。或阳不下降，或阴降太过，导致实阳上越，或者虚阳上扰则神不守舍，就会导致精神方面的病症，如地天否卦。如果能使阳下潜而交于阴，阴上升以合于阳，阴平阳秘，何病之有？四关交通上下，即是交通阴阳。阳为上，阴为下。使阴阳上下通畅，则阳下交于阴，阴上合于天。天地阴阳交合，天地泰，自然神安。

3. **失眠**　阳气处于阴之上，人就是清醒状态。阳气居于阴之下，人就是睡眠状态。阳在阴之内将养，为下一个生命周期（即明天）阳的释放，这就是阴阳的协调平衡。失眠就是阳不居于阴之下，一直处于阴之上。四关可以潜阳于阴，提阴于阳，使阴阳平衡；治疗各种烦躁、易于上火，易发脾气等亚健康疾患。

4. 郁证 郁者，滞而不通之义，病机在于气机郁滞不通。《丹溪心法》云："气血冲和，万病不生。一有怫郁，诸病生焉。故人身诸病，多生于郁。"阳禀天气，以降为顺；阴禀地气，以升为顺。或阳郁而不能伸，不能降，居于阴之内，阴反出于阳之外，阳之上；或阴郁而不得升，不得上，不得伸，胶着于机体某处，阴阳不能自协调，出现精神抑郁，漠漠不欲识人、情绪不宁、易怒善哭、失眠等症。中医有六郁之说，包括气血痰火湿食等，其治皆在调整阴阳平衡。四关其穴正对其证，可以伸张阳气，上提阴气，平衡阴阳，以使阳道自降，阴道自升，左升右降，气机通畅了，何郁之有？

四关的补泻。天气易降，当补合谷，以促阳明阳气之降，以轻刺激，补法；地气易升，当泻太冲，以提厥阴地气之升。理解了四关的气机阴阳上下升降之理，可以应用于几乎所有与气机失畅、与阴阳失调等相关的病证。

四关的左升右降，其实结合的是《洛书》理论。但合于术数者何？《洛书》原文："天三生木，地八成之。地四生金，天九成之。"木的生数是三，成数是八；金的生数是四，成数是九。生数是什么？是事物发展的初级阶段的数，也就是说，生数主事物之发展，成数自然就主事物的收获。木气（厥阴风木）要以三数以促进其发展，也就是促进其地气上升；金气（阳明燥金）要以四数以促进其发展，也就是促进其天气下降。当然，木气收获了，就要用八数以暗合木之数；金气收获了，就要用九数以暗合金之数。

明白了生数与成数，再来看四关。太冲禀地气，应该有三之数，合谷禀天气，应该有四之数，太冲正好是肝经三号穴，而合谷正好是大肠经四号穴。术数之巧，神鬼莫测，虽腧穴亦不能离其理。

十七、手智针

【组成】劳宫穴、神门穴、内关穴。（图58）

【配穴主治】智障儿童多动症、动多静少、癫痫、失眠。

【临床心得】手智针选穴以心包经和心经为主。心藏神，具有养心安神的治疗作用。心包代心受邪，所以选用心包经的劳宫、内关穴，心经的原穴神门穴。感觉障碍多用"手智针"，运动障碍多用"手三针"。

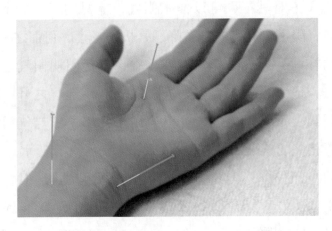

图58 手智针（劳宫穴、神门穴、内关穴）

1. 劳宫

【穴位定位】在手掌心，当第2、3掌骨之间，握拳屈指时中指尖对应处。（图58）

【穴名释义】劳指操劳、病苦也。《淮南子·精神》："使人之心劳。"《论语·为政》："有事弟子服其劳。"《国语·越语》："劳而不矜其功。"宫指要所，又喻为中央。手任劳作，穴在掌心，因而名之。劳宫为心包经之荥穴，有开窍醒神之功。本穴治胸胁满痛、不可转侧、便血尿血、吐衄呕逆、口臭、龈烂、中风、悲笑、黄疸、热病、汗不出等症。

【局部解剖】①针刺层次：皮肤—皮下组织—掌腱膜—指浅、深肌腱。②穴区神经、血管：浅层有正中神经掌皮支分布；深层有正中神经的分支指掌侧固有神经、尺神经的掌深支、掌浅弓及其分支指掌侧总动脉和掌深弓及其分支掌心动脉分布。（图59）

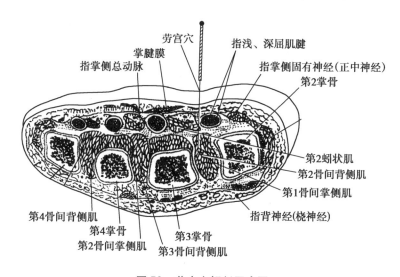

图 59　劳宫穴解剖层次图

【主治病症】中风、昏迷、中暑呕吐、心痛、癫狂、口疮、口臭、鹅掌风。

【操作方法】直刺 0.5~0.8 寸。

【临床心得】劳宫穴对儿童语言改善有较大帮助，但进针痛感较强，所以儿童患者多用快速进针法，提插捻转刺激量应适度。

2. 神门

【穴位定位】在腕部，腕掌侧横纹尺侧端，尺侧腕屈肌腱的桡侧凹陷处。（图58）

【穴名释义】神门为手少阴心经输穴、原穴。神，指心神及人身

81

的阳气。门，出入之处。道家称目为神门，意为穴乃心神出入通达之处。《阴符经》："目者，神之门。神者，心之主。神之出入，莫不游乎目。"《易·系辞》郑玄注："精气谓之神。"目无精采、心神不足者，取之于此，庶乎有当。

心为阳中之太阳，心阳为人生的本原，心藏神。本穴是心经之原穴，为经气流注之要冲。凡神志不清诸证，取本穴以开心气之郁结，故名之。《史记·太史公自序》："凡人之所生者神也，所托者形也……神者，生之本也。形者，生之具也。"《论衡·论死》："阳气导万物而生者也，故谓之神。"《黄帝内经》："心藏神。"《道藏》："玉房之中神门户。"玉房即心也。

【局部解剖】①针刺层次：皮肤—皮下组织—尺侧腕屈肌腱桡侧缘。②穴区神经、血管：浅层有前臂内侧皮神经分布；深层有尺神经、尺动脉的本干经过。（图60）

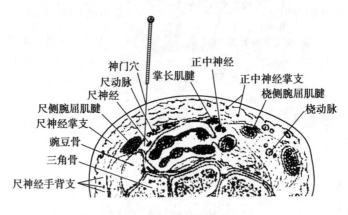

图60 神门穴解剖层次图

【主治病症】心痛、心烦、恍惚、健忘、失眠、惊悸怔忡、痴呆悲苦、癫狂痫证、目黄胁痛、掌中热、呕血、吐血、头痛眩晕、咽干、失喑。

【操作方法】直刺0.3~0.5寸。

【临床心得】神门为心经的原穴，多用于神志相关疾病的治疗。

3. 内关

【穴位定位】在掌侧，腕横纹上 2 寸，掌长肌腱与桡侧腕屈肌腱之间。（图 58）

【穴名释义】内关为手厥阴心包经络穴，又为八脉交会穴，通阴维脉。内，与外对言，有入、中之义，指胸膈之内及前臂之内侧。关，关格，关要，有关联、联络之义。《洪武正韵》："关，联络也。"鲍照《代堂上歌行》："万曲不关心，一曲动情多。"本穴位近候脉之"关"，与外关相对，因而名之。《灵枢·终始》："阴溢为内关。内关不通，死不治。"胸膈痞塞不通诸病，正为内关之象，取之内关，则内关通矣。此穴在腕横纹上 2 寸，掌长肌腱与桡侧腕屈肌腱之间，与三焦经外关穴相对，为手厥阴心包络脉别出与手少阳三焦联络处，故名内关。杨上善说："手心主至此太阴、少阴之内，起于别络，内通心包，入于少阳，故曰内关也。"

【局部解剖】①针刺层次：皮肤—皮下组织—掌长肌腱与桡侧腕屈肌腱之间—旋前方肌。②穴区神经、血管：浅层有前臂内、外侧皮神经和前臂正中静脉分布；深层有正中神经干及与其伴行的正中动脉经过，并有骨间前神经和骨间前动脉分布。（图 51）

【主治病症】眼睑瞤动、目赤肿痛、夜盲、口眼㖞斜、迎风流泪。

【操作方法】直刺 0.5~1 寸。

【临床心得】经典有谓，凡外来病邪取外关驱除之；脏腑百病沉疴取内关以调整之。此言对临床实有很强的指导意义。

广东武协一前辈曾比较为何会有"南拳北腿"，北方武术多用腿打人，如长拳，南方武术多以手及上肢击打。是因为广东地处东南，其地低洼，湿气较重，广东人跳跃能力远逊于北方人，所以咏春、蔡李佛等拳种多以贴身上肢击打为主。北方地处平原，场地阔大，阳刚之气足，长拳远腿，攻击范围大。南北地域、生活场境、居住环境不同，深刻影响到南北武术甚至各自使用的器械都差异极大。

十八、足智针

【组成】足智Ⅰ针、足智Ⅱ针、足智Ⅲ针。（图 61）

【配穴主治】智障儿童的自闭症、多静少动、哑不能言。

【临床心得】经络贯通人体上下，故有"上病下取""头上有病足下针"的用法。智力低下或语言障碍者，多由头部病变引起。"足智针"以肾经的井穴涌泉穴来定位。肾主人体的元阴元阳，为人体发育之源，刺激这个穴位针感非常强。为了加强针感，取泉中穴和泉内穴。三针同时使用，患者觉足底发热，治疗效果明显。足智三针对患儿语言发育帮助较大，针刺激量亦甚大。病儿刚接受治疗时多不耐受，故宜快速进针，少提插，适度捻转。

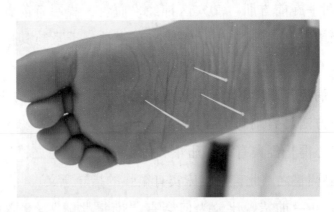

图 61 足智针（足智Ⅰ针、足智Ⅱ针、足智Ⅲ针）

1. 足智Ⅰ针（涌泉穴）

【穴位定位】在足底部，卷足时足前部凹陷处，约当足底第2、

第 3 趾趾缝纹头端与足跟连线的前 1/3 与后 2/3 交点上。（图 61）

【穴名释义】为足少阴肾经井穴。涌，有水腾溢、上升之义，《说文解字》释为"腾也"。杨基诗："酒酣文思涌。"《释名·释地》："水上出曰涌泉。""泉"，水自地出为泉。按少阴居人身六经之最里，本穴又为全身孔穴最下，承至阴之静，由阳经至于阴经，而作涌泉之动。犹人情物理之极，则必反也。本经承足太阳之阳，合于本经之阴，循下而上。少阴根于涌泉，即犹天一之水由地下涌出，故其次穴曰然谷。本穴多治头胸之病。用以引热下行也。

《金针梅花诗钞》涌泉条"掘地及泉泉上涌，州都能化汗能通"，也与其功用有关。《灵枢·本输》："肾出于涌泉，涌泉者足心也。"张隐庵注："地下之水泉，天一之所生也。故少阴所出，名曰涌泉。"

百会居人体之巅，为诸阳之会，上承天阳；涌泉居足部，通于地阴，地阴上升，滋润百骸。天阳下降，地阴上济，如此阴升阳降，阴阳交泰，是六十四卦泰卦的基本内涵。吾家乡河南，温县陈家沟为陈氏太极拳发源地，有陈氏太极拳，后始有吴杨孙诸太极。陈氏太极拳掌门人陈正雷先生的传人张东武曾纠正本人的站桩，站姿应两足如陷土中，两条腿如从大地中长出一样，深植大地，巍然不动，涌泉穴处如能感觉到大地的力量由此穴上济全身。

【局部解剖】①针刺层次：皮肤—皮下组织—跖腱膜—趾短屈肌腱—第 2 蚓状肌。②穴区神经、血管：浅层有足底外、内侧神经皮支分布；深层有足底外侧神经肌支和足底内侧动脉分支分布，并有第 2 趾底总神经干和第 2 跖底动脉本干经过。（图 62）

【主治病症】晕厥、中暑、中风、癫狂、痫证、小儿惊风、头顶痛、头晕、目眩、失眠、咽喉肿痛、失喑、舌干、鼻出血、小便不利、大便难、足心热、霍乱转筋、五趾尽痛、下肢瘫痪等。

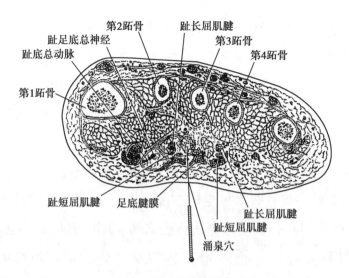

第2跖骨　　　趾长屈肌腱
趾足底总神经　　　　　第3跖骨
趾底总动脉　　　　　　　第4跖骨
第1跖骨
趾短屈肌腱　　足底腱膜　　趾长屈肌腱
　　　　　　　　　　　　　趾短屈肌腱
　　　　　　　　　　涌泉穴

图 62　涌泉穴解剖层次图

【操作方法】直刺 0.5~0.8 寸，或以 1~1.5 寸针向太冲穴方向透刺。

【临床心得】古代养生家言：头宜常冷，足欲常温。故常灸涌泉，使阳入于阴，为防衰之有效方法。笔者甚喜艾火，亦多自灸两足之涌泉，甚认同古人之言。

2. 足智Ⅱ针（泉中穴）

【穴位定位】足底第 2、3 趾趾缝纹头端与足跟连线的中点。（图 61）

【穴名释义】穴居足底第 2、3 趾趾缝纹头端与足跟连线的中点，正好在涌泉穴的下面，故名。

【局部解剖】①针刺层次：皮肤—皮下组织—跖腱膜—趾短屈肌腱—第 2 蚓状肌。②穴区神经、血管：浅层有足底外、内侧神经皮支分布；深层有足底外侧神经肌支和足底内侧动脉分支分布，并有第 2 趾底总神经干和第 2 跖底动脉本干经过。

【主治病症】晕厥、中暑、中风、癫狂、痫证、小儿惊风、头顶痛、头晕、目眩、失眠、咽喉肿痛、失喑、舌干、鼻出血、小便不利、大便难、足心热、霍乱转筋、五趾尽痛、下肢瘫痪等。

【操作方法】直刺 0.5~0.8 寸。

【临床心得】按"逆而夺之，随而济之"的原则，泉中穴如果要达到泻的目的，应向涌泉方向斜刺；如果要达到补的目的，应稍向足内侧斜刺。

3. 足智Ⅲ针（泉内穴）

【穴位定位】平足智Ⅱ针向内旁开一指处。（图61）

【穴名释义】穴居涌泉穴内侧，故名。

【局部解剖】①针刺层次：皮肤—皮下组织—跖腱膜—趾短屈肌腱—第2蚓状肌。②穴区神经、血管：浅层有足底外、内侧神经皮支分布；深层有足底外侧神经肌支和足底内侧动脉分支分布，并有第2趾底总神经干和第2跖底动脉本干经过。

【主治病症】晕厥、中暑、中风、癫狂、痫证、小儿惊风、头顶痛、头晕、目眩、失眠、咽喉肿痛、失喑、舌干、鼻出血、小便不利、大便难、足心热、霍乱转筋、五趾尽痛、下肢瘫痪等。

【操作方法】同上穴。

【临床心得】此穴是根据肾经"斜走足心"的循行路径来取的，可加强前两穴的刺激量。涌泉穴是全身刺激量较大的穴位，足智针三穴同用，刺激量更得以加强。靳三针非常重视穴位的刺激量，这是影响针灸疗效的重要方面。

足智针亦多用于脑瘫患儿伴言语功能障碍的。脑瘫的典型行走障碍是尖足，两足跟无法着地支撑行走，剪刀步态，两足跟腱挛缩。部分医院开展患儿足部跟腱延长手术，笔者见了数例做了此手术的患儿，只有短期疗效，长期几无疗效。最典型的一例是笔者亲自介绍到北京某大医院做的手术，术后患儿很快可以两足跟着地站立，之后基本恢复行走，医院拍了手术前后的录像，作为成功病例播放，患儿父母亦兴奋异常。但好景不长，约半年之后，患儿两跟腱重新挛缩，行走功能丧失。

十九、肩三针

【组成】肩Ⅰ针、肩Ⅱ针、肩Ⅲ针；或肩髃穴、肩贞穴、肩前穴。

【配穴主治】肩周炎、肩关节炎、上肢瘫痪、肩不能举。

【临床心得】肩三针亦可取肩髃、肩贞、肩前三穴。肩贞与肩前对刺，对顽固性肩痹症疗效好。针刺时以针感向肩关节周围或向下有麻胀感为佳。针后留针或行捻转手法，亦可加电，一般以肩Ⅱ针、肩Ⅲ针为一对电极，或肩贞与肩前为一对电极，使电流通过肩关节痛点为宜。

1. 肩Ⅰ针（肩髃穴）

【穴位定位】在肩部，三角肌上，臂外展或向前平伸时，当肩峰前下方凹陷处。（图63）

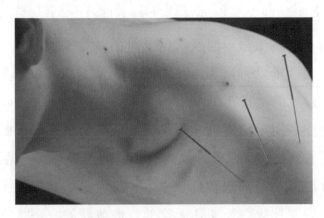

图63 肩三针（肩Ⅰ针、肩Ⅱ针、肩Ⅲ针）

【穴名释义】肩髃在手阳明大肠经。《广韵》："肩，项下。"《说文解字》："髃，肩前也。"段玉裁注："肩头也，髃之言隅也，如物之有隅也""凡肩后统于背前为髃，髃之言隅也"。《类经·十二经脉》张介宾注："肩端骨罅为髃骨。"此穴在肩之髃骨处，故以其所在部位之名而为穴名。

【局部解剖】①针刺层次：皮肤—皮下组织—三角肌—三角肌下囊—冈上肌腱。②穴区神经、血管：浅层有锁骨上神经外侧支和腋神经皮支分布；深层有腋神经肌支、肩胛上神经、胸肩峰动脉和旋肱后动脉分布。（图 64）

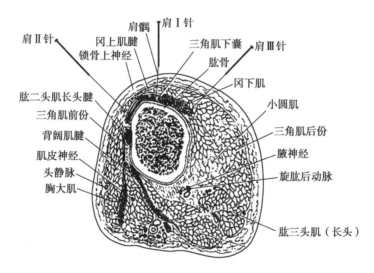

图 64　肩三针（肩Ⅰ针、肩Ⅱ针、肩Ⅲ针）解剖层次图

【主治病症】上肢不遂、肩痛不举、瘰疬、瘾疹。

【操作方法】直刺 0.8~1 寸。针后行捻转手法，留针 30 分钟，可加电针。

【临床心得】本穴最早载于《灵枢·经脉》，为阳明大肠经穴，系手阳明大肠经与阳跷脉之会穴。穴在肩端两骨隙中，举臂有空，有疏风活络、调和气血、通利关节的作用。肩髃穴是治疗上肢关节功能障碍的重要穴位。大体来说，下肢运动障碍取阳陵泉，上肢功能障碍取肩髃统治之。配合手三针治上肢麻痹，多用于局部症状的治疗。《素问·水热穴论》云：“云门、髃骨、委中、髓空，此八者以泻四肢之热也。”

2. 肩Ⅱ针

【穴位定位】肩髃穴同水平前方2寸处。（图63）

【穴名释义】此穴为靳老肩三针的第二针，故名。

【局部解剖】①针刺层次：皮肤—皮下组织—三角肌—三角肌下囊—冈上肌腱。②穴区神经、血管：浅层有锁骨上神经外侧支和腋神经皮支分布；深层有腋神经肌支、肩胛上神经、胸肩峰动脉和旋肱后动脉分布。（图64）

【主治病症】同上穴。

【操作方法】靳氏肩三针均刺向肩关节方向，但不刺入关节腔内。

【临床心得】此穴较肩前穴位置稍高，针刺方向以直刺为宜，可刺入1.5寸，是较安全的一个穴位，只要不向躯干内侧深刺，不会有危险。

3. 肩Ⅲ针

【穴位定位】肩髃穴同水平后方2寸处。（图63）

【穴名释义】此穴为靳老肩三针的第三针，故名。

【局部解剖】①针刺层次：皮肤—皮下组织—三角肌—三角肌下囊—冈上肌腱。②穴区神经、血管：浅层有锁骨上神经外侧支和腋神经皮支分布；深层有腋神经肌支、肩胛上神经、胸肩峰动脉和旋肱后动脉分布。（图64）

【主治病症】同上穴。

【操作方法】同上穴。

【临床心得】此穴较肩贞穴位置稍高，可深刺至 1.5 寸，直刺。

4. 肩贞

【穴位定位】在肩关节后下方，臂内收时，腋后纹头上 1 寸。

【穴名释义】肩，项之下，臂与身联属处为肩。贞，通正。《礼·文王世子》："一有元良，万邦以贞。"本穴在夹臂缝中，举手与垂手皆不移其陷中，清静而贞，故以为名。有舒筋利节作用，主治风痹、手足不举、肩中热痛等证。《释名·释言语》："贞，定也，精气不动惑也。正者不正，邪所干也；不定者定，精气复也。"

【局部解剖】①针刺层次：皮肤—皮下组织—肱三头肌长头—大圆肌。②穴区神经、血管：浅层有第 2 肋间神经外侧皮支，肋间臂神经分布；深层有腋神经、桡神经和旋肱后动脉的分支分布。（图 65）

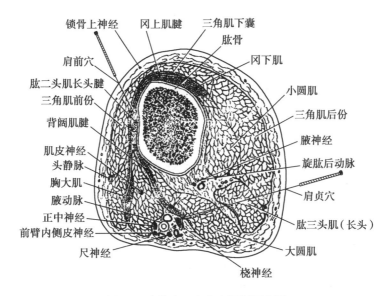

图 65　肩前穴、肩贞穴解剖层次图

【主治病症】肩胛痛、手臂麻痛、上肢不举、缺盆中痛。

【操作方法】靳氏肩三针均刺向肩关节方向，但不刺入关节腔内。

【临床心得】肩贞穴较肩Ⅲ针穴位置低，所以针刺更安全，尤其对肺气肿病人而言，正指直刺是安全的，可放心深刺至1.5寸。

5. 肩前

【穴位定位】在肩部，正坐垂臂，当腋前皱襞顶端与肩髃穴连线的中点。

【穴名释义】本穴又名肩内陵。为经外奇穴，位于肩前部，故名。《奇穴图谱》：主治上臂内侧痛。

【局部解剖】①针刺层次：皮肤—皮下组织—三角肌—肱二头肌长头腱。②穴区神经、血管：浅层有锁骨上神经外侧支分布；深层有腋神经、肌皮神经和胸肩峰动脉分布。（图65）

【主治病症】肩臂痛、臂不能举。

【操作方法】靳氏肩三针均刺向肩关节方向，但不刺入关节腔内。

【临床心得】肩髃、肩前、肩贞三穴相配较与肩Ⅱ针、肩Ⅲ针相配治疗范围较大，所以肩周炎痛点较局限、肩峰部位痛甚者，多取后一组配穴，整个肩关节活动受限者多取前一组配穴。

二十、膝三针

【组成】犊鼻穴、梁丘穴、血海穴。

【配穴主治】膝关节肿痛或无力、膝骨质增生。

【临床心得】"膝三针"主要治疗膝关节疾病，多属中医痹证，据病因分为行痹、痛痹、着痹和热痹。配穴往往加足三里、阳陵泉、阴陵泉等穴。行痹、痛痹、着痹，加温针灸或嘱患者自灸；热痹多用针泻而不灸；关节活动不利，可用电针，选疏密波。也可考虑用经络注血疗法，在足三里、阳陵泉和血海穴处注射。

1. 膝眼（犊鼻）

【穴位定位】屈膝，髌韧带两侧凹陷中。（图66）

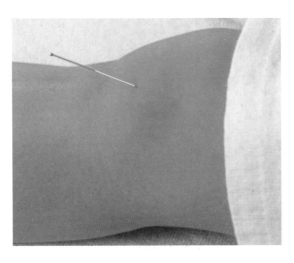

图66　膝眼穴

【穴名释义】膝眼为经外奇穴，出自《备急千金要方》。膝关节之髌骨下两侧有凹陷形如眼窝，穴在其上，故名膝眼。《备急千金要方》："在膝头骨下两旁陷者宛宛中。"

【局部解剖】①针刺层次：皮肤—皮下组织—膝关节囊—翼状皱襞。②穴区神经、血管：浅层有隐神经分支和股神经前皮支分布；深层有胫神经关节支和膝关节动脉网分布。（图72）

【主治病症】膝关节酸痛、鹤膝风、腿痛、脚气等。

【操作方法】向膝中斜刺0.5~1寸，或透刺对侧膝眼，注意不要刺入关节腔。

【临床心得】取穴时一定要屈膝取穴，如果取仰卧位针治时，可以在患者膝下垫一高枕，使患者双膝呈自然屈膝状态。

2. 梁丘

【穴位定位】屈膝，在大腿前面，当髂前上棘与髌底外侧端连线

上，髌底上 2 寸。（图 67）

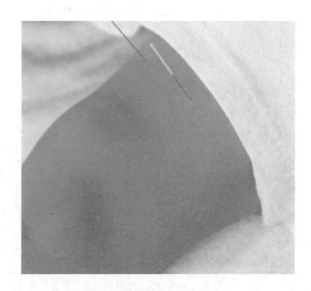

图 67　梁丘穴、血海穴

【穴名释义】为足阳明胃经郄穴。梁，指积聚之丘陵也。丘，丘陵，陵起为丘。梁，有屋梁、车梁之义。本穴在膝上筋肉隙中，阴市下 1 寸许，两筋间，屈膝取之。骨亘如梁，筋犹小丘，穴在髌上，因名"梁丘"。以其近膝关节，故治膝关节痛，使之屈伸。

【局部解剖】①针刺层次：皮肤—皮下组织—阔筋膜—股外侧肌。②穴区神经、血管：浅层有股前皮神经（股神经分支）和股外侧皮神经分布；深层有股神经肌支和旋股外侧动脉经过并分布。（图 68）

【主治病症】胃痛、膝痛不得屈伸、股痛、寒痹、乳痈。

【操作方法】直刺 0.8~1.2 寸，以得气为度。

【临床心得】此穴最早载于《针灸甲乙经》，为足阳明胃经郄穴，有通经活络、理气和胃的作用，为临床常用穴位，多用治胫苦痹，膝不能屈伸，不可以行等寒痹、行痹。

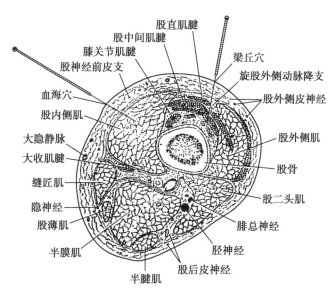

股直肌腱
股中间肌腱
膝关节肌腱
股神经前皮支
血海穴
股内侧肌
大隐静脉
大收肌腱
缝匠肌
隐神经
股薄肌
半膜肌
半腱肌
梁丘穴
旋股外侧动脉降支
股外侧皮神经
股外侧肌
股骨
股二头肌
腓总神经
胫神经
股后皮神经

图68　血海穴、梁丘穴解剖层次图

3. 血海

【穴位定位】屈膝，在大腿内侧，髌骨内缘上方 2 寸处，当股四头肌内侧头的隆起处。（图67）

【穴名释义】在足太阴脾经上。血，指气血。海，水之归也，百川皆归之处。《淮南子·氾论》："百川异源，皆归于海。"亦喻容量之大者为海。本穴在膝上内侧，按之凹深，脾生血，此穴离膝而上，血渐生旺，而腹中饮食所生之血，亦能于此所上下，血生于此地。主治崩经带产，以及男女之血分诸证，犹言治血症之渊海，针灸此穴有引血归脾之效，犹如江河百川归海之意，因名"血海"。本穴治湿痒疮毒，或以湿痒之疮多因于虫，故又名为"百虫窠"。

【局部解剖】①针刺层次：皮肤—皮下组织—股内侧肌。②穴区神经、血管：浅层有股神经前皮支和大隐静脉属支分布；深层有股神经肌支和膝上内侧动脉分布。（图68）

【主治病症】月经不调、痛经、闭经、崩漏、皮肤湿疹、瘾疹、湿疮、瘙痒、丹毒、小便淋沥、腹胀、气逆、股内侧痛等。

【操作方法】同上穴。

【临床心得】心生血，肝藏血，肾化血。肾之阴谷、肝之曲泉、脾之阴陵泉皆生血之穴。三阴并行，通血之要路。

膝关节慢性反复发作性疼痛是临床常见病，多见于半月板损伤和膝骨关节炎。长年跑步或肥胖体重超标，是重要的诱因。跑步造成半月板常年磨损，更进一步造成膝关节退行性关节炎高发。穿减震效果良好的跑步鞋、专门制作的减震鞋垫（这种减震鞋垫根据各人脚型专门订制，在北美多用），不在硬化路上跑，都是较好的运动防护措施。选择合适的运动项目、适当的运动防护很重要。

笔者临床接诊了很多因运动造成各种损伤的病人，这使得笔者对现代各种运动有了更多的思考。发自内心地说，作为一名医生，甚或作为一个年过半百、已过知天命之年的人，越来越不欣赏奥林匹克运动，甚至奥林匹克运动的口号——更高、高快、更强。笔者越来越认为竞技运动从根本上违反了人的本性，违反了人的生理秉性。所有的竞技运动全是让人紧张，肌肉紧张、神经紧张，只有超越了常人的极限才能出成绩，严重违反了人的生理、心理。多少运动员伤病缠身，退役后出路悲惨，令人唏嘘。

"生命在于运动"，即使精挑细选了适合自己的运动，这种运动在带给运动者利的同时，几乎不可避免地带来或明或暗的弊。笔者在广州曾见一女性，数十年游泳爱好者，每周数次游水，常年锻炼不断，体形保持非常好，但近年出现腰痛、肾炎。笔者更在多伦多见一男士，自年轻即酷爱游泳，晚年深受帕金森困扰。这两位病人都是体形健康、体重标准，但都是舌质瘀黯、口唇黑紫，其舌脉包括肤色都趋于瘀黯。笔者常常想，他们的发病一定和运动模式相关。更有一古稀老人，身体壮硕，每年跑半个马拉松（马拉松约42km），每周跑步数次，每次 7km，这项运动几成他生命的一部分，但近年出现双膝关节疼痛，明显的半月板损伤，伴膝骨关节炎症状。多伦多的严寒、跑步汗出的腠理开张，数十年的关节损耗，都是病因。

反观中国的太极拳，从练拳之始就叫人放松，肌肉放松、心理放松、动作放松，整个身体各关节完全放松，多么符合人的心理和生理，因为没有一个人是喜欢紧张而不喜欢放松的。你的太极拳功夫随年龄增长，不但不是减少，反而是年复一年的上升，到 80 岁，即使你肌肉消瘦了，你的内力仍在，气血依然畅达，你的形象甚至可以鹤发童颜、貌似神仙。年轻时你可以练太极以竞技，晚年你仍可以练太极以长寿，年复一年，太极不仅仅是强身之术，你甚至可以从中体悟为人处世之道、天人合一之理，太极拳实在是中国古代智慧之集大成者。

功夫片的开创者，截拳道的创始人，世界武道变革先驱李小龙，把中国功夫文化推广到全世界，极大地改变了世人眼中的华人形象，但 33 岁英年早逝。据武林中的多位前辈讲，李小龙用低压电击全身肌肉，致全身肌肉痉挛，以增加肌肉强度和硬度，每次时间达半小时之久，相当于高强度训练几小时的效果。武林前辈曾有人亲试其法，但忍受不了 10 分钟。如此训练，成就了超人李小龙，也极大地摧残了他，他是明知其伤害而为之，实在是让人感佩他的英武承担。全球华人都应向他致敬，为他给我们争来的功夫之名。

笔者在多伦多接诊一皇家特警，虎背熊腰，似好莱坞的钢铁战士，但有胃下垂，为什么呢？因为他练举重，举 300 磅（约 136kg）。要举 300 磅，只能憋气，腹压大增，日久天长，形体壮硕如牛，但内脏伤了，胃下垂。我告诉他，他只练了肌肉，肌肉发达了，但不仅没练气，反而伤了气，中国人是练气的，中国的武林高手不是肌肉发达，而是内气过人，以全身全部气血的鼓荡，集于一点发出让人吃惊的爆发力。中医称四肢为"四末"，称五脏为"根"。四末的肌肉发达不重要，五脏的健康才更重要。剧烈的竞技运动，所以能更高、更快，是因更多的气血灌注于四肢，四肢的血管怒张、肌肉隆起，力量尽显。人体的总血量是一定的，四肢气血的增多，意味着内脏气血灌注的减少，而血气灌注的多少，是保证人体内脏功能的重要物质基础。《黄帝内经》说：人卧则血归于肝。这就是睡眠对人体力、精力、内脏功能修复非常重要的原因。《黄帝内经》的言外之意就是说：人不卧则血不归或少归于肝。这就是失眠对人体危害极大的原因。民俗有言：药补不如食补，食补不如睡补。静养和慢运动可以使四肢消耗更少的气血，使更多的气血灌注于内脏，由此可见气血对内脏功能修复的重要性。我自己渐渐有种认识：很多疾病的疗效，也许不是我们自己吹嘘的医药之功，可能更多拜人体自我修复功能所赐。中医的名言：有病不治，常得中医。少些药物增加病人的肝肾功能负担，少些手术戕害血肉有情之躯，也许才是更智慧的医学。要真正理解中医，一定要理解中医对"气"的认识。中医的基本理念就是：生命是气运动的表现形式，是内在气运动的外化的表现形式。要理解气运动的核心，一定要明白"共振"的道理，这也是理解针刺手法中"得气"的核心。心脏只有 1.5W 的功率，如此小的功率，理论上是无法把人体的血液输送到如此庞大的躯体中的每一个细胞的。心脏能做到这一点，有一种解释是心脏的搏动和人体全身的动脉血管网形成了完美的共振。流体力学的基本原理告诉我们：任何流体在改变运动方向的同时，一定有动能的衰减。但心脏喷出的血流，在经过动脉弓后，不仅没有衰减，而且动能是增加的。现在的人工心脏功率在 30W 以上，仍远达不到人体心脏的功能，或许是因为和全身动脉血管网没有这种高度的共振。

根据共振学理论，人体的每一个组织和机体都不会被动等待心脏和血液的带动与滋养，它们会主动和心脏保持一致的频率，自发地将血液吸收到自己的机体之中，这种人体组织和心脏协同振动的现象就是中医所讲的气，也就是物理学上的共振谐波原理。内脏的重要性特别大，因为处于共振的主干路径上，它是共振系统的核心部分。穴位处于路径的末端，任何一个穴道压力的改变，都会影响全身血液循环的改变。《黄帝内经》讲：五音通五脏。音的核心要素就是频率，频率共振是相通的必要条件。这就是蒙古长调醒脾、健脾的道理。中医说长调多为宫音，与脾相通。

二十一、腰三针

【组成】肾俞穴、大肠俞穴、委中穴。

【配穴主治】腰痛、腰椎增生、腰肌劳损、性功能障碍、遗精、阳痿、月经不调。

【临床心得】腰为肾之府，肾俞穴处于腰椎上段。大肠俞为足太阳膀胱经穴，位处腰椎下段。二穴主治腰椎病变，属局部取穴法。用委中穴治腰椎病变，属循经远道取穴法。

1. 肾俞

【穴位定位】在腰部，当第2腰椎棘突下，左右各旁开1.5寸。（图69）

【穴名释义】在足太阳膀胱经上，为肾的背俞穴。肾，人体的泌尿器官，五脏之一。《说文解字》："肾，水脏也。"《素问·六节藏象论》载："肾者，主蛰，封藏之本，精之处也。"《素问·上古天真论》："肾者主水，受五脏六腑之精而藏之。"肾俞系肾在背之俞穴，内应肾脏，是肾气转输、输注之所，治肾疾要穴，故名之。有益肾固精，清热利湿之功。

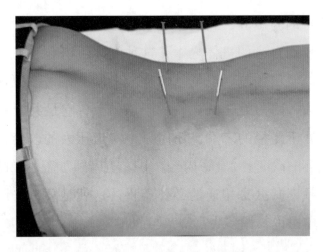

图 69　肾俞穴、大肠俞穴

【局部解剖】①针刺层次：皮肤—皮下组织—胸腰筋膜浅层—竖脊肌。②穴区神经、血管：浅层有第 2、第 3 腰神经后支的内侧皮支及其伴行的动、静脉分布；深层有第 2、第 3 腰神经后支的肌支和相应腰动脉背侧分支分布。（图 70）

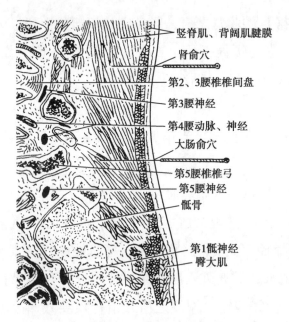

竖脊肌、背阔肌腱膜
肾俞穴
第2、3腰椎椎间盘
第3腰神经
第4腰动脉、神经
大肠俞穴
第5腰椎椎弓
第5腰神经
骶骨
第1骶神经
臀大肌

图 70　肾俞穴、大肠俞穴解剖层次图

【主治病症】肾虚腰痛、遗精、阳痿、遗尿、小便频数、淋浊、尿血、月经不调、赤白带下、目眩、耳鸣、耳聋、水肿、泄泻、消渴、喘咳少气。

【操作方法】直刺 1.2~1.5 寸。

【临床心得】肾俞为临床常用穴。笔者曾治一香港男子，年 45 岁，极怕风寒，动则冷汗沿脊而下，脱衣之风亦不堪忍受。笔者温针肾俞，治疗 3 次，仅觉略有改善。忽一日，实习生施针不慎，艾炷落于皮肤之上，病人浑然不觉其灼热。待笔者发现，已灼出大水疱数个。不料隔日病人复诊，诉症状大有好转，笔者始敢每日重灸。从此一例，笔者方悟瘢痕灸之效。针灸刺激量，实如药量，病重药轻，病深灸浅，皆如隔靴搔痒。力挽固疾，当重灸方可。

2. 大肠俞

【穴位定位】在腰部，当第 4 腰椎棘突下，左右各旁开 1.5 寸。（图 69）

【穴名释义】大肠俞在足太阳膀胱经上。大，与小相对言（其义详见前释）。肠，《说文解字》"大、小肠也"，是指人体消化器官的下后部分。《灵枢·本输》载："大肠者，传导之府。"大肠俞系大肠在背之俞穴，与大肠相应，是大肠之气转输、输注之所，因而得名，有通调大肠之功，主治大肠疾患。

【局部解剖】①针刺层次：皮肤—皮下组织—胸腰筋膜浅层—竖脊肌。②穴区神经、血管：浅层有第 4、第 5 腰神经后支的内侧皮支及其伴行的动、静脉分布；深层有第 4、第 5 腰神经后支的肌支和相应腰动脉背侧分支分布。（图 70）

【主治病症】肠鸣腹胀、泄泻、痢疾、便秘、绕脐切痛、腰脊疼痛、脱肛、遗尿、痛经。

【操作方法】同上穴。

【临床心得】大肠俞为大肠腑气转输之处，有调理肠胃、泄热通便、强健腰膝作用，多用治肠胃之疾或局部腰痛之病。

3. 委中

【穴位定位】在腘窝横纹中点，当股二头肌肌腱与半腱肌肌腱的中间。（图71）

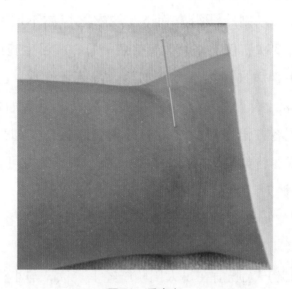

图71　委中穴

【穴名释义】为足太阳膀胱经的合穴。委，有曲义。中，不偏之为中。《素问·骨空论》王冰注："腘，谓膝解之后，曲脚之中。"本穴在膝腘窝正中，取本穴时，须使患者屈膝。《灵枢》谓："委而取之。"《针灸甲乙经》："在腘中央约纹中动脉。"故以为名。

【局部解剖】①针刺层次：皮肤—皮下组织—腓肠肌内、外侧头之间—腘窝内脂肪。②穴区神经、血管：浅层有股后皮神经分布；深层有腓肠内侧皮神经起始端、胫神经干和腘动、静脉经过。（图72）

【主治病症】腰脊强痛、髋关节屈伸不利、腘筋痉挛、风湿痿痹、中风昏迷、半身不遂、中暑、衄血、疮疖、湿疹、肛门瘙痒、

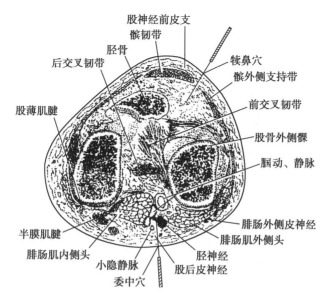

股神经前皮支
髌韧带
胫骨
后交叉韧带
股薄肌腱
犊鼻穴
髌外侧支持带
前交叉韧带
股骨外侧髁
腘动、静脉
腓肠外侧皮神经
腓肠肌外侧头
胫神经
股后皮神经
半膜肌腱
腓肠肌内侧头
小隐静脉
委中穴

图 72　委中穴、犊鼻穴解剖层次图

乳痈、咽喉肿痛、腹痛、呕吐、泄泻、癫疾反折。

【操作方法】直刺 1.2~1.5 寸。

【临床心得】委中穴下有腘动脉、腘静脉、胫神经干通过，故针时应注意避让。如针触及胫神经干，会有触电样感觉，并向下肢放射，应稍退针后调整方向再进针。如针触及腘动脉，细心缓慢进针可感觉到动脉的跳动，应避让后进针。

二十二、颈三针

【组成】天柱穴、百劳穴、大杼穴。（图 73）

【配穴主治】颈椎病、颈项强痛。

【临床心得】天柱穴在项部，属足太阳膀胱经穴，可以起到振奋阳气的作用，使颈项有力挺直。百劳穴是经外奇穴，专治诸虚劳损。大杼穴属膀胱经穴，位于颈椎的下段，大杼为骨会，所以专治骨质病变。故此三穴分管颈椎的上、中、下三段，专门治疗颈椎病或治疗由于颈椎病变引起的眩晕、肩臂痛等。

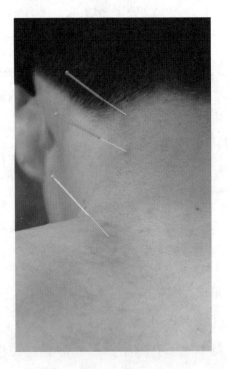

图73 颈三针（左侧天柱穴、百劳穴、大杼穴）

1. 天柱

【穴位定位】在颈部，斜方肌外缘之后发际凹陷中，约在后发际正中旁开1.3寸。（图73）

【穴名释义】天柱在足太阳膀胱经。《说文解字》："柱，楹也。"段玉裁注："柱之言主也，屋之主也，引伸支柱、柱塞。"《汉书·成帝纪》："腐木不可以为柱。"天柱亦属星座名，在紫微宫内，见《晋书·天文志》。《神异经》更载："昆仑之山，有铜柱焉，其高入天，所谓天柱也。"天柱，山名，见《史记·封禅书》。在此天指头部，柱指颈项。星譬其高，山象其用，盖人之头位高而有天象，颈项似柱，以楹柱于头。此穴在项后大筋外廉（斜方肌起始部），是处犹如擎天之柱，故名天柱。

【局部解剖】①针刺层次：皮肤—皮下组织—斜方肌—头半棘肌。②穴区神经、血管：浅层有第3颈神经后支和枕动脉的分支分布；深层有枕大神经和枕动脉本干经过。（图74）

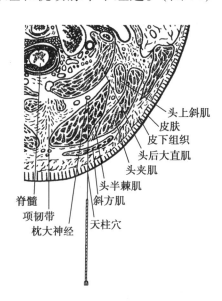

图74　天柱穴解剖层次图

【主治病症】头痛、项强、眩晕、落枕、咽痛鼻塞不闻香臭。

【操作方法】直刺0.8~1寸，本穴不能向上方深刺，以免伤及延髓。

【临床心得】天柱为足太阳经穴，此穴最早载于《灵枢·本输》，多用治颈椎病，针刺以水平向同侧眼外眦方向刺入为宜。平时按摩此穴可振奋精神，增强记忆力。

天柱穴对支撑头的作用非常重要。俗语说：头重七斤半。一天24小时中近2/3时间，人是直立体位，七节颈椎相对细小，所以支撑整个头部的负担是非常重的，斜方肌起了重要的支撑作用。颈椎病近30年发病率大增，究其原因，一是电脑的普及，一是手机的泛滥。"低头族"大增，年龄日趋年轻化、少儿化。二三十年前，颈椎病多见于文职人员中的会计，常年低头伏案工作所致，但发病大多在35岁以后。笔者印象特别深刻的是，自从20年前电脑普及，针灸科颈椎病患者大增，且以30岁左右的病人为主体。近10年手机泛滥后，20岁左右的颈椎病患者大增。自幼已经成为手机"拇指族"，游戏时间大增，如何避免颈椎病？！疾病的发生和人生活状态有太密切的关系！凡事带给我们利的同时，一定带来弊，有阴必有阳，万物皆然，中医的阴阳理论实在是智慧的结晶。

颈椎上承颅底，是延髓生命中枢所在，内纳脊髓，是整个躯体脊髓、神经通过的要道。颈椎位居躯体的制高点，颈椎病的危害实在是长远而后果严重。试想一个20岁左右的颈椎病患者，病情渐渐发展，10年、20年、30年后会怎样？医生的职责不仅仅是治眼前的病，更重要的是提醒患者，疾病的发展，在8年、10年后可能出现的情况。"凡人畏果，圣人畏因。"也许很多人仍不了解佛教，但佛教这句话，实在大有道理。请问何事无因呢？！今日之果，有何事不是昨日之因而成呢？！今日之果，又何事不是明日事之因呢？！我们盲目地以为我们掌握了评判事物正确与否的标准，武断、片面地评判一切，实在是无知狂妄得很。

俯卧撑是预防颈椎病的极好方法，笔者自己就是很大的受益者。46岁左右因常用电脑，笔者亦也无法避免地出现颈椎病，才理解颈椎病患者的痛苦。在有颈椎病之前，笔者常以疑问的口气问颈椎病同事：有那么辛苦吗你？同事说颈后的拘紧不适感竟让他有想用棒子敲打后颈部，甚至拿刀砍两刀才舒服。直到笔者自己深受其苦，才知道这感觉是真的痛苦！其后笔者几乎每天做俯卧撑锻炼，每组30个，做3组或4组，同时尽可能少用电脑，近几年几乎没有颈部不适。俯卧撑加强了颈后肌群的力量，使头部尽可能后仰，对改善颈椎病症状、预防复发，确实是一项很好的运动。另外，打羽毛球、篮球都是使颈部后仰较多的运动，亦值得推广。

颈椎病治疗难度并不大，关键在预防复发。笔者会告诉很多病人"医生只能帮到你百分之五十，另外一半在你自己手中"。医生消除你的颈椎病症状并不难，也可以详细告诉你预防的方法，你是否能够"知行合一"地去做，真的看各人造化。同样的疾病，在不同的病人身上，这个病人接受医生劝告，改变作息习惯、饮食习惯、锻炼习惯、睡眠习惯的能力，和疾病的治疗效果、预后有非常密切的关系。对有些丝毫不知道改变自己致病习惯的病人，神医都没办法。

2. 百劳

【穴位定位】在大椎直上 2 寸，左右各旁开 1 寸。（图 73）

【穴名释义】百劳为经外奇穴，出自《针灸集成》。劳，劳伤、瘵瘵之意。本穴能治疗瘵瘵（肺结核）、劳损、劳伤，穴在颈部，故名颈百劳。《针灸资生经》："妇人产后浑身疼，针百劳穴，遇痛处即针，避筋骨及禁穴。"《针灸孔穴疗法便览》："百劳，奇穴。大椎穴上二寸，外开一寸处。针三至五分。灸三至七壮。主治结核、瘰疬，也治项肌痉挛或扭伤回顾不能。"《行针指要歌》："或针劳，须向膏肓及百劳。"

【局部解剖】①针刺层次：皮肤—皮下组织—斜方肌—上后锯肌—头颈夹肌—头半棘肌—多裂肌。②穴区神经、血管：浅层有第 4、第 5 颈神经后支的皮支，深层有第 4、第 5 颈神经后支的分支。

【主治病症】骨蒸潮热、盗汗、自汗、瘰疬、咳嗽、气喘、落枕等。

【操作方法】直刺 0.8~1 寸。本穴不宜深刺，以免伤及脊髓。

【临床心得】久病虚证、诸般劳损皆可取百劳，为临床常用穴。

肺结核，俗称"痨病"。半个世纪前，人们谈"痨"色变，几视为绝症，夺去了无数人的生命。当时，严酷的物质生活，使营养极度贫乏，基本食物都无法保证，何况"痨"病呢！笔者这样讲，年轻一代几视为听天书，无法想象那时寒冬会是如何彻骨之寒！"痨病"，意如其名，过度劳累，营养极度缺乏是基本原因。20世纪80年代，笔者读大学时，肺结核仍高发。笔者同窗诸多"痨友"，几乎占到同班学生数的10%，但已不再谈"痨"色变。当时有疗效很好的治疗——异烟肼、利福平、链霉素，俗称"抗结核"三联用药，治疗3个月，之后就是加强营养，不要疲劳。笔者的七八个同学就是这么治疗的，在这诸多"痨友"的熏陶下，我们班同学还在大三就知道了肺结核的症状、诊断、治疗、预后，比老师在课堂上讲的还生动、直观，让人难忘。

近十多年，结核病卷土重来，而且出现了一个专有名词——难治性肺结核。难治表现在三个方面：其一，无药可用，原发耐药、继发耐药，使已有药物不能有效地杀菌抑菌；其二，有药不能用，用药产生了严重的毒副反应，如用药后严重呕吐的胃肠道反应，用药后严重的肝肾功能损害，严重皮疹等等，治疗无法继续；其三，用药后达不到预期疗效，患者病情持续加重，体质却持续减弱，几近束手无策。应该说，致病菌的耐药性是关键因素。痰培养持续或间断阳性，病灶反复变化，广泛纤维干酪增殖使结核病变纤维空洞持久不愈。病人可发生反复咯血、自发性气胸、肺功能损害严重，导致肺源性心脏病。俗谓：道高一尺，魔高一丈。

人应该低下高傲的头，对万物应有敬畏之心。中医称病邪为"客邪""邪客于人体"，对"客"应有对"客"的基本礼貌和尊重，即使对"不速之客"，武力相向，大加杀伐，定非待客之道。扶正祛邪，使邪有出路，而不是杀灭，应是更智慧的思考。人全身无处没有致病菌，人生活的环境中无处没有致病菌。扶正以抑邪，中医治则"汗、吐、下"为三大法，都是祛邪而非杀邪。驱邪外出，使邪有出路，是中医非常重要的思维优势，古人方谓之"大法"。细悟先人之言，非轻易言"大"字，即言"大法"定有深意。

3. 大杼

【穴位定位】在背部，当第 1 胸椎棘突下，左右旁开 1.5 寸。（图 73）

【穴名释义】大杼在足太阳膀胱经。大，与小对言。杼，有长义。《方言》："丰人杼首。杼首，长首也。"椎骨亦称杼骨。《灵枢·背俞》马莳注："背中大腧，在杼骨之端，大腧者，大杼穴也。"椎骨横突，形秩整齐，有如织机之杼筬。古称椎骨为杼骨，上椎尤大，本穴在其旁，故名"大杼"。古圣谓穴在杼骨之端，为手足太阳及督脉三经之会。考风府傍近诸穴，其治多关于风。大杼穴属骨会，《难经》有"骨会大杼，骨病治此"。岐伯所谓："背中大腧在杼骨之端。"

【局部解剖】①针刺层次：皮肤—皮下组织—斜方肌—菱形肌—上后锯肌。②穴区神经、血管：浅层有第 1、第 2 胸神经后支的皮支及其伴行的动、静脉分布；深层有副神经、肩胛背神经和肩胛背动脉分支分布。（图 75）

【主治病症】发热、头痛、项强、目眩、肩背腰脊酸痛、膝痛不可屈伸、鼻塞、咳嗽喘息、喉痹、虚劳、癫痫。

【操作方法】斜刺 0.8~1 寸。此穴不可深刺，以免伤及内脏。

【临床心得】为八会穴之骨会，多用治骨质病变，大多向脊椎方向斜刺，以不超过 1 寸为宜。脊柱骨为承受人体躯干的"大柱"，人之肾精充沛则骨质紧密，柱骨有力，人体型挺拔伟岸。肾衰则髓空，髓空则骨失充养而不能承重，故多唇样增生，诸椎体病变而颈强、

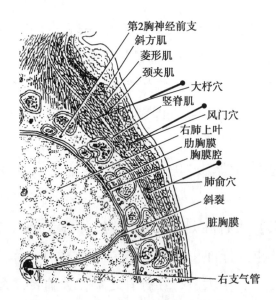

第2胸神经前支
斜方肌
菱形肌
颈夹肌
大杼穴
竖脊肌
风门穴
右肺上叶
肋胸膜
胸膜腔
肺俞穴
斜裂
脏胸膜
右支气管

图75 大杼穴、风门穴、肺俞穴解剖层次图

腰酸，多取此穴。

龙层花教授在广州"龙脊康"诊疗中心开幕致辞中，亲自传授她本人的日常脊柱保健之法：吊单杠，每次1分钟，每日3次。拉伸脊柱，纠正脊柱偏斜，增强相关肌群力量。老人家身板硬朗，非一般俗人可比。大道至简，方法很简单，关键是持之以恒。上士闻道，勤而行之；中士闻道，若存若无；下士闻道，大笑之，不笑，不足以为道。愿我们能有缘，让多一些人成为上士闻道。

二十三、背三针

【组成】大杼穴、风门穴、肺俞穴。（图76）

【配穴主治】①支气管炎、哮喘、过敏性鼻炎等呼吸系统功能低下诸证；②肩背痛。

【临床心得】①靳老尤喜用穴位经络注血疗法，注射风门、肺俞两对穴位。具体方法为抽取病人肘静脉血2ml，注射于其中一组对穴，每周注血 1 次，两对穴轮流使用，对提高病人免疫力有较大作用。②天灸疗法亦多取此三穴进行穴位贴敷，治疗呼吸道疾病，临床有较好疗效。笔者认为坚持天灸此组穴位 3~5 年是治疗哮喘的有效疗法，确切的临床疗效反复证明了这一点。

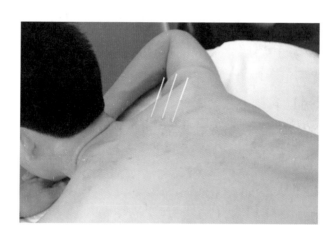

图 76　背三针（右侧大杼穴、风门穴、肺俞穴）

1. **大杼**　见颈三针。

2. **风门**

【穴位定位】在背部，第 2 胸椎棘突下，左右各旁开 1.5 寸。（图 76）

【穴名释义】本穴为足太阳膀胱经穴。风，为六淫之一。《左传·昭公元年》："风淫末疾。"《素问·风论》载："故风者，百病之长也。"门，人所出入处为门。此穴在背第 2 胸椎棘突下两旁，是足太阳、督脉之会穴，为风邪出入之门户。本穴如风气出入的门户，故以为名，有疏散风寒，清热调肺之功。

《广雅·释言》："风，气也。"故风并不单指风之邪气而言。本穴在肺俞之上方，为肺气出入之所必由。用治风邪外感、上气咳逆诸病，有双重意义。《医经理解·穴名解》谓："凡胸中之风热，皆

111

于此泻之。"

【局部解剖】①针刺层次：皮肤—皮下组织—斜方肌—菱形肌—上后锯肌—竖脊肌。②穴区神经、血管：浅层有第2、第3胸神经后支的皮支及其伴行动、静脉分布；深层有副神经、肩胛背神经、第2、第3胸神经后支及肩胛背动脉分支分布。（图75）

【主治病症】伤风咳嗽、鼻塞流涕、发热头痛、项强、哮喘、胸背疼痛、发背痈疽、呕吐。

【操作方法】斜刺0.5~0.8寸；灸10~30分钟。此穴直刺或斜刺过深易引起气胸。

【临床心得】风门为足太阳膀胱经穴，内应于肺。太阳主一身之表，风邪袭人多从背入，首触皮毛，先犯太阳，而伤肺卫。故该穴所治多与肺卫诸症相关。风，繁体字为"風"，《说文解字》释为"牝牡相诱谓之风"，意指与性和繁殖相关。中医谓风邪为外感六淫之首，风性善行而数变，多袭人肌表。临床凡肌表皮肤瘙痒、皮疹，甚或痛无定处、走窜多变者，宜多考虑风邪为病。

3. 肺俞

【穴位定位】在背部，当第3胸椎棘突下，左右各旁开1.5寸。（图76）

【穴名释义】本穴为足太阳膀胱经穴。肺为人体内外气体交换的重要器官。俞，同"输"或作"腧"，意均同，有转输、输注之义。肺俞系肺在背之俞穴，穴在第3椎下两旁各1.5寸处，是肺气转输、输注之穴，治肺疾要穴之一，故名之。

【局部解剖】①针刺层次：皮肤—皮下组织—斜方肌—菱形肌—上后锯肌—竖脊肌。②穴区神经、血管：浅层有第3、第4胸神经后支的皮支及其伴行动、静脉分布；深层有副神经、肩胛背神经、第3、第4胸神经后支的肌支及肩胛背动脉分支分布。（图75）

【主治病症】咳嗽、气喘、胸满气短、肺痿、痨瘵、骨蒸潮热、盗汗自汗、肺痈、癫狂、吐血、喉痹。

【操作方法】斜刺 0.5~0.8 寸；灸 10~30 分钟。此穴直刺或斜刺过深易引起气胸。

【临床心得】该穴为肺之背俞穴，主治肺寒热、肺痿上喘、咳嗽唾血、胸胁气满、汗不出及背急强等。实证用泻法，虚证用补法；凡肺之虚、气之虚者，尤宜用灸法。

背三针是天灸疗法的常用穴。天灸疗法是笔者认为根治哮喘的最有效方法。读者可以仔细回忆所有治疗哮喘的方法，均难以根治哮喘。笔者实在是从无数的病例中认识到，天灸可以根治哮喘。笔者有一至亲，本人就是医生，20 多年前自广州回河南故乡产子。她已在广州生活近 10 年，初回北方，寒冬二月分娩后因坐月子不慎，得了哮喘。回广州后渐发展到送急诊两次，静脉注射硫酸镁溶液才能缓解。平日喘平宁喷剂必随身携带，随时救急。夜晚睡觉不能平卧，需背靠两床被子，几乎是半坐体位睡眠，痛苦可想而知。经天灸治疗数年，近 10 年没有发作过一次，她几乎忘记了自己曾是严重的哮喘患者。笔者 2013 年 7 月在多伦多诊治一名八九岁的男孩，哮喘多年，发作时需两种止喘喷剂交替使用方可缓解。天灸仅 3 次，再发作时就可以只用一种喷剂了。在完成了一次三伏灸，一次三九灸后，第二年夏天，他母亲告诉笔者，整整一年，这孩子一次哮喘都没有发作。天灸神效如此，中医时间治疗学的时间节气重要如此。

节气的重要性，笔者再举一例。三四十年前，当笔者还是一个孩子时，河南的女孩子春夏之际，会用一种植物的红花，捣碎后包敷在十指的指甲表面。数日后去除包敷，十个指甲会红艳漂亮。北方女孩大多知道这种植物的名字——指甲草，又名桃红。但河南习俗认为，每年一过阴历七月初七，再包涂指甲草，指甲就不会有鲜美的红色。笔者的二姐曾亲自试过，就在七月初七的第二天，她包敷就是指甲不红了。要做一名好的中医，一定要深刻理解四季，理解时间治疗学。古语云：天地变化之大，莫过于四季。一夜之间，千里冰封；数日之内，春回大地。变化范围之广、程度之大，无出其右。《黄帝内经》早已明言，疾病变化是"旦慧，昼安，夕加，夜甚"，一日尚如此，况四季乎。

二十四、踝三针

【组成】解溪穴、太溪穴、昆仑穴。

【配穴主治】踝关节肿痛、活动障碍、足跟痛。

【临床心得】多用于局部病变的治疗，三穴均不能太深刺。

1. 解溪

【穴位定位】在足背与小腿交界处的横纹中央凹陷中，当踇长伸肌腱与趾长伸肌腱之间。（图77）

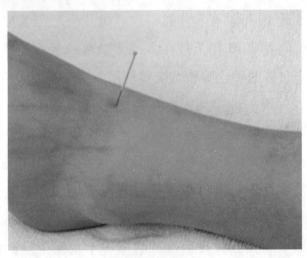

图77　解溪穴

【穴名释义】解溪为足阳明胃经经穴。解，有判解、离散之义。

《说文解字》："解，判也，从刀判牛角。"《释名·释疾病》："懈，解也；骨节缓解也。"《庄子·养生主》："庖丁解牛。"《汉书·陈余传》："恐天下解也。"溪，为山间的水流。《汉书·司马相如传》："振溪通谷，寰户沟渎。"陷处为溪，解有解脱之意。关节间隙在《黄帝内经》中常称为"骨解"或"节解"。穴在足关节前正中，胫骨与距骨相接之凹隙中，适当束缚鞋带之处，因名"解溪"。

【局部解剖】①针刺层次：皮肤—皮下组织—踇长伸肌腱和趾长伸肌腱之间。②穴区神经、血管：浅层有足背内侧皮神经（腓浅神经分支）分布；深层有腓深神经和胫前动脉经过并分布。（图78）

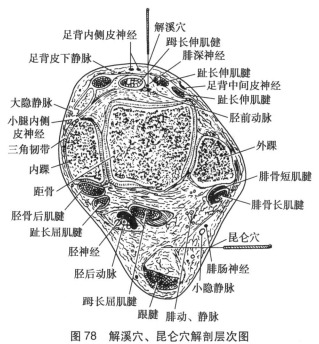

足背内侧皮神经
解溪穴
踇长伸肌健
足背皮下静脉
腓深神经
趾长伸肌腱
足背中间皮神经
趾长伸肌腱
大隐静脉
胫前动脉
小腿内侧皮神经
三角韧带
外踝
内踝
腓骨短肌腱
距骨
腓骨长肌腱
胫骨后肌腱
趾长屈肌腱
昆仑穴
胫神经
腓肠神经
胫后动脉
小隐静脉
踇长屈肌腱
跟腱 腓动、静脉

图78 解溪穴、昆仑穴解剖层次图

【主治病症】头痛、眩晕、癫狂、腹胀、便秘、下肢痿痹、足踝肿痛。

【操作方法】直刺0.8~1寸。因该处肌腱众多，针刺该穴之前宜用指按压并探穴，探准凹陷处入针，针感放射至踝关节左右或周围为佳。

【临床心得】解溪为足阳明胃经的经穴，可治偏正头风之症、目赤、眉攒疼不可忍。《百症赋》："惊悸怔忡，取阳交、解溪勿误。"该处肌腱纵横，不细心揣穴，针刺中肌腱会导致足五趾痉挛、抽搐，不治病而反致病。

2. 太溪

【穴位定位】在足内侧，内踝尖与跟腱之间的凹陷处。（图79）

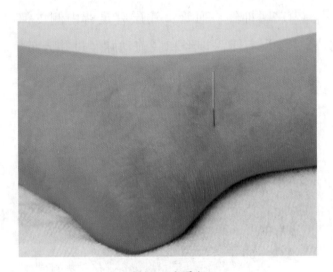

图79 太溪穴

【穴名释义】太溪为足少阴肾经的输穴、原穴。太，大之甚为太。溪，水注川曰溪。本穴出于内踝之后，凹隙大深之处；又由于肾水出于涌泉，通过然谷，聚流而成大溪，并由此处注入于海，因而名之。

《灵枢·九针十二原》载："阴中之太阴，肾也，其原出于太溪。"穴在内踝与跟腱间形如溪谷之处，乃人身孔穴中之尊贵者也。肾为十二经生气之原，太溪又为肾之原穴，为肾之原气大会处，乃人身元气旺盛与尊贵之处也。

全身穴位的精华，莫过于五输穴和原穴。《标幽赋》谓：三百六十穴，尽在六十六穴。原，源之义，《难经·六十六难》谓："脐下肾间动气者，人之生命也，十二经之根本也，故名曰原……五脏六腑之有病者，皆取其原也。"原穴是主治脏腑病变的首选穴。《难经》对特定穴做出了重要贡献。

【局部解剖】①针刺层次：皮肤—皮下组织—跛长屈肌。②穴区神经、血管：浅层有隐神经分支和大隐静脉属支分布；深层有胫神经和胫后动脉分支分布，并有胫神经干和胫后动脉干经过。（图80）

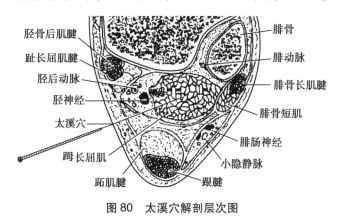

图 80　太溪穴解剖层次图

【主治病症】月经不调、遗精、阳痿、小便频数、消渴、泄泻、腰痛、头痛、目眩、耳聋、耳鸣、咽喉肿痛、齿痛、失眠、咳喘、咳血。

【操作方法】直刺0.8~1寸。进针时针尖沿外踝骨前缘进，此时针感较强。

【临床心得】肾为十二经生气之原，太溪为肾之原穴，乃人身元气旺盛之处，《素问·金匮真言论》："肾藏精，病在溪。"人身最深莫过于肾，本穴由足下通之，颇为重要。

3. **昆仑**　见坐骨针。

【临床心得】要学好中医，一定要明白"天人合一"这四个字，并把这四个字应用于诊疗之中。《黄帝内经》有著名的"四时八正"论述，即指一年 365 天中，最重要的八天，二至（冬至、夏至）二分（春分、秋分）四立（立春、立夏、立秋、立冬）。冬至是一年内白昼最短、黑夜最长的一天，阴气达至最盛，阴极生阳，一阳初起，是一年中阴阳转换最重要的时刻。

农历以夜半为一日的开始，子夜时分，古人配属鼠，鼠性灵动，故夜半时，人的思维极敏捷，故很多人均在夜半创作，奋笔不止；但鼠极胆小，不敢稍有惊吓，古人喻此时初生之阳，如星星火苗，在至阴之中初生，应全力呵护，即便有微风吹过，火苗亦有熄灭之忧。大凡失眠的人，子夜都是头脑极清醒，思绪万千，无法遏止，非要到凌晨两三点之后，确是疲困了，方能入眠。所以正确的睡眠时间，应在晚 10 时准备入眠，子时让阴阳无扰动地顺利交接，睡到四点半、五时，天气已醒，人亦需醒，无须多眠。我孩子高中时，学习繁重，高三时尤其过着非人的日子，作业多得写不完。我就让他晚上 11 点一定睡觉，凌晨 2 点叫醒他，起来作业，到四点半或五点再睡个回笼觉，七点半去上课，一天精神不受影响。古人认为一日规律如此，一年亦是如此。

《素问·上古天真论》云，冬季养生最重要的是"勿扰乎阳"，不要扰动阳气。农民听到冬至前后有天雷，都会认为地阳外泄，来年庄稼春生乏力。阳气本应冬季深潜，所谓"瑞雪兆丰年"，瑞雪为阴，阴丰饶利于冬阳深潜。深潜有力，来年春生才旺盛。旧时习俗，凡经商之人，常年奔波于外，冬至前都要回故土准备过年。俗称冬至大过年，冬至每年时间相对固定，是十二月二十一日或二十二日。冬至后的 81 天分为 9 个阶段，每一阶段为 9 天，俗称"九九寒冬"。81 天结束，冬天就过完了，春天就来了。过年的正月没有结束，商人不会再次启程外出。这一习俗，一为养生，二为使常年奔波于外的商人能夫妇团聚，孕育新的生命。使新的生命随一阳之气而生，随一阳之气而长，待来年秋分时节，新的生命瓜熟蒂落。古时的习俗充满了人性的光辉，杜绝独阳不生、孤阴不长所造成的各种社会问题。

夏至为阳极盛而一阴初生，所以冬至、夏至是阴阳转换最重要的时候。春分、秋分两天，白天和夜晚同等长度，昼夜等分、阴阳等分。立春、立夏、立秋、立冬是一年四季开始的象征。所以八正的八天，像一年三百六十五天形成的圆环中最重要的八个转折点，应该将养生息，不做重要的决定，不处理繁杂的事务，让阴阳平顺地过渡以养生，所以古人的"天人合一"不只是一句口号，是真正"知行合一"，认真实践的。

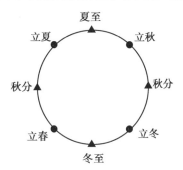

二十五、坐骨针

【组成】坐骨点、委中穴、昆仑穴。

【配穴主治】坐骨神经痛。

【临床心得】针治坐骨神经痛必须刺中坐骨神经。

1. 坐骨点

【穴位定位】在臀沟尽头水平，离后正中线旁开3寸处。（图81）

【穴名释义】多用于治疗坐骨神经痛，故名。

【局部解剖】①针刺层次：皮肤—皮下组织—臀大肌。②穴区神经、血管：浅层有臀下皮神经、髂腹下神经、臀上皮神经和股外侧皮神经分布；深层有坐骨神经干经过，并有臀下神经和臀下动脉分布。

【主治病症】坐骨神经痛。

【操作方法】用夹持进针法，以酒精棉球包裹3~4寸针的针体下

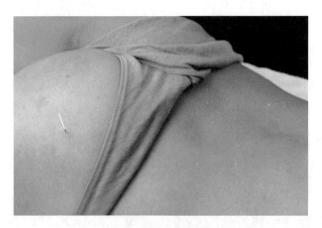

图 81　坐骨点

段，露出针尖，垂直插入皮肤。过皮后，以左手指夹棉球、扶针体，右手捻针柄，边捻边进针约 2 寸，患者可有麻痹感向足趾方向传导。

【临床心得】针治坐骨神经痛必须刺中坐骨神经，此时患者有麻痹感向足趾传导，效果较佳。

2. 委中　见腰三针。

3. 昆仑

【穴位定位】在外踝尖与跟腱之间的凹陷处。（图 82）

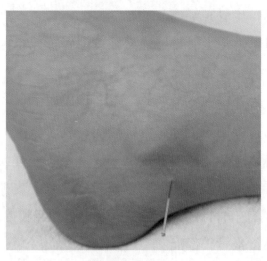

图 82　昆仑穴

【穴名释义】为足太阳膀胱经经穴。昆，山名。《吕氏春秋·重己》："人不爱昆山之玉。"仑，指山名。昆仑，是我国最大的山脉。《释名·释地》："一成曰顿丘，再成曰陶丘，三成曰昆仑。如昆仑之高而积重也。"《尔雅·释丘》："三成为昆仑。"注："成，重也。"即丘有三重，高大之象也，故高山皆可称昆仑。考足外踝突，突起较高。以昆仑山为最高山峰，故取之以喻本穴。《子午流注说难》中说本穴"乃是太阳所行之经穴，膀胱为水府，穴居足踝后，比井荥俞原各穴较高，昆仑乃水之高原"。且兼该穴主治头部疾患，又有高大之意，故以"昆仑"名之。

【局部解剖】①针刺层次：皮肤—皮下组织—腓骨短肌腱与跟腱之间。②穴区神经、血管：浅层有腓肠神经分支和小隐静脉属支分布，并有腓肠神经本干和小隐静脉本干经过；深层有外踝后动脉（发自腓动脉）分支分布。（图78）

【主治病症】头痛、眩晕、项强、鼻出血、肩背拘急、腰痛、疟疾、脚跟痛、小儿痫证、难产。

【操作方法】直刺0.8~1.2寸。

【临床心得】昆仑，《针灸甲乙经》载："痉，脊强，头眩痛，脚如结，踹如裂，昆仑主之。"《灵枢·根结》载："足太阳根于至阴，溜于京骨，注于昆仑，入于天柱、飞扬也。"可知，昆仑多用于足太阳经循行所过之病症。

由于腰椎间盘突出引起的坐骨神经痛，大部分都可以通过保守治疗取得较好的疗效。除非突出的椎间盘完全压迫脊神经，严重影响了双下肢的行走功能，才用手术疗法。就如同笔者读大学时老师反复强调的，可以口服药物治疗的，不用肌内注射药物；可以用肌内注射药物的，不用静脉滴注药物。笔者实习时，遇到静脉滴注治疗的病人，一大群实习生都会跑去看。因为一定是较重的病情才用静脉给药的，是学习危急重症的最好时机。口服药物要经过胃肠吸收，肌内注射药物至少要经过肌肉组织吸收，才能进入血液循环。静脉滴注疗效是快、是直接，但输液瓶中的全部物质都进入血管了。任何药物都不是绝对纯净的，有调查显示，大量静脉滴注提高了中风等脑血管疾病的发病率。

医学要有更多的人文关怀，医学进步要有更大的人文引领，没有人文理性精神引领的科技进步是灾难，绝不是福音。席卷欧洲的疯牛病就是典型的例子。养牛等养殖业从农业变成了畜牧工业，像工业化一样养殖，牛全身无一处被浪费，全部被有效地利用，以实现利润最大化。牛羊骨也被磨成骨粉，添加到牛饲料之中，喂养这种添加饲料，牛成熟地更快、肉质更嫩、产奶量含更多钙质，总之，利益很大，变废为宝。但疯牛病，正是通过牛羊骨粉传播的，等到人类明白这个机制，已没有办法挽回，最后几乎屠尽整个欧洲（包括英国）的牛，才根绝了疯牛病。幸而英国的没有被所谓优良品种杂交的苏格兰土牛，有天然抵抗朊病毒的能力。1982 年，美国一位生物化学家，因发现导致疯牛病的朊病毒而获得诺贝尔生理医学奖。欧盟因此立法禁止骨粉添加进动物饲料之中。

目前，争议极大的转基因农作物种子占有很大市场。但这种种子生产出来的农作物是不能再用做种子的，因为它们都是绝育产品。人们不禁要问，人吃了这种没有繁殖力的粮食，时间久了，还会有生殖能力吗？从中医理论来说，这违反了天道。

古人云：人之君子，乃天之小人；人之小人，乃天之君子。人之君子，自认为自己聪明，使原来只吃草的牛、羊吃了同类的骨头，得到了蝇头之利，但天谴随其后。争议极大的转基因作物的危害，也许在食用 10 年、20 年、30 年之后才会显现，但等到那时，一切为时已晚。现实来说，现在转基因作物的种子早已随风传播得无法控制。日本是全世界农作物种子要求最严格的国家，现在也只是规定：只要转基因种子不超过1%，就算是原产地非转基因种子了。理论中再完善的新技术，在现实诸多环节中可能完全变异得面目全非。

笔者悲观地认为，人类的所谓创新、突破，类似于笔者家乡河南的小煤窑。矿工用镐头一下一下猛挖，每挖一下，都希望敲下来一大块煤，永远不希望一镐头下去，是灭顶的洪水和瓦斯，但太多太多的矿难就是在这种侥幸心理之下产生了。科技的创新与突破何尝不是同样的盲目与危险呢？没有深厚的人文理性精神的引领，科技创新如盲骑瞎马、夜半临深渊，绝非危言耸听！

近百年来，中国科技的落后，使我们这个民族饱受屈辱，使我们明白，任何一个民族，落后就要挨打。必须创新才能屹立于世界民族之林，但站在一个更高的全人类的视野，科技创新真的是人类之福吗？封建社会的小农经济是可持续发展的、自然循环的、生态的生存模式，造就了唐诗宋词的辉煌时代，当时人们的生活质量会低于我们吗？

《灵枢·任脉》："人始生，先成精，精成而脑髓生，骨为干，脉为营，筋为刚，肉为墙，皮肤坚而毛发长，谷入于胃，脉道以通，血气乃行。"《灵枢·决气》："两神相搏，合而成形，常先身生，是谓精。"精是生命的本原。如果把人降生前确定为先天，降生后为后天，那么降生前应为先天之先天（其生理机制在于父母）、先天之后天（胚胎时期），胎儿降生后开始了吸天阳以养气、饮地阴以养血的个体独立生命。至16岁肾气充实，又可以孕育新一代生命为止，为后天之先天，这或许才是《黄帝内经》讲"肾为先天之本"的真实含义。16岁前的个体生命主要依赖于肾精的充实，为个体后天之先天阶段生命的根本。16岁之前，任督相通，精力旺盛，不知疲倦。西方有句谚语：男孩子精力过盛，都可以用来发电了。16岁之后，进入成人阶段，房事不节、饮食失调、劳逸不均，内伤外感对肾精损耗日多，必赖饮食、呼吸摄取阴精、阳精以补充，故《黄帝内经》谓"脾胃为后天之本"。脾胃成为后天之后天阶段的根本。

呼气推动心火下降，吸气肾水自然上潮。呼气时真气循手三阴经向外，足三阳经向下，由脏腑走表，由上而下，由内向外，至指趾端，与手三阳经、足三阴经相交接。吸气时真气循手三阳经向内，足三阴经向上，由肢体到躯干，由下向上，由外向内，交气于丹田，循经至脏腑，与手三阴经、足三阳经在头及胸部交接。

易学十二消息卦比拟人体，可以很清楚地说明人体阴阳盛衰。人在胚胎时期，后天生命尚未开始，完全依赖母体的新陈代谢，为纯阴坤卦。自哇的一声唤醒生机，每经32个月，肾中增一阳。二岁八个月生一阳，为地雷复卦；五岁四个月生二阳，为地泽临卦；八岁生三阳，为地天泰卦；十岁八个月生四阳，为雷天大壮卦；十三岁四个月生五阳，为泽天夬卦；十六岁阳气盛极，为乾卦。《黄帝内经》云："二八肾气盛，天癸至，精气溢泻，阴阳和，故能有子。"此时七情六味终日盘旋，心火妄动，肾水溢泻。二十四岁肾气始生一阴耗，为天风姤卦；三十二岁以妄为常生二阴，为天山遁卦；四十岁全不修省生三阴，为天地否卦；四十八岁争强好胜生四阴，为风地观卦；五十六岁欲无止境生五阴，为山地剥卦；六十四岁阳气耗尽生机绝，为坤卦。《黄帝内经》曰：八八天癸竭，则齿发去。

二十六、痿三针

【组成】上肢痿：曲池穴、合谷穴、尺泽穴；下肢痿：足三里穴、三阴交穴、太溪穴。

【配穴主治】痿证（肢体肌肉痿弱，无力，活动障碍）。

【临床心得】根据"治痿独取阳明"的原则，选上肢曲池、合谷穴和下肢足三里，因为"阳明虚则宗筋纵，带脉不引，故足痿不用也"。选用曲池是因为痿证早期的症状有轻微的发热、咳嗽，"肺热叶焦"会成痿躄。太溪穴为肾经的原穴，痿证与人体的元气有密切关系。

1. **曲池、合谷**　见手三针。

2. **足三里、三阴交**　见足三针。

3. **尺泽**

【穴位定位】在肘横纹中，肱二头肌腱桡侧凹陷处。（图 83）

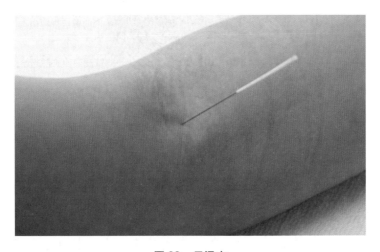

图 83　尺泽穴

【穴名释义】尺泽为手太阴肺经合穴。《说文解字》："尺，十寸也。人手却十分动脉为寸口。十寸为尺。尺所以指尺，规矩事也。"《周礼·地官》："泽，水之钟也。"尺泽者，言穴居尺部低洼之处，犹如水之有宫城也。杨上善说："水出井泉流注行已，便入于海，十二经脉出四支已流□（缺文，疑为"注"字）而行至此，入五藏海泽。谓陂、泽，水钟处也。尺谓从此向肘有尺也，一尺之中脉注此处留动而下，与水义同，故名尺泽。"

【局部解剖】①针刺层次：皮肤—皮下组织—肱桡肌—肱肌。②穴区神经、血管：浅层有前臂外侧皮神经分布；深层有桡神经干经过，并有桡神经深支、肌皮神经肌支和桡侧副动脉前支（肱深动脉分支）分布。（图84）

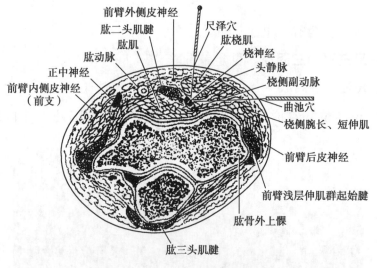

图84　曲池穴、尺泽穴解剖层次图

【主治病症】咳嗽、气喘、咳血、潮热、胸部胀满、咽喉肿痛、急性腹痛吐泻、肘臂挛痛。

【操作方法】直刺0.8~1.2寸；用补法，慢进快出，以针下热为准，留针40分钟，行补法5次以上，亦可用电针，连续疏波，中等强度刺激，30次为1个疗程。

【临床心得】本穴最早记载于《灵枢·本输》，多用于肺经热证，亦可浅刺出血以泻热。其针感以局部麻、胀者居多，有时可向上或向前臂放散。

4. **太溪**　见踝三针。

二十七、脂三针

【组成】内关穴、足三里穴、三阴交穴。

【配穴主治】胆固醇增高、高脂血症、动脉硬化、冠心病、中风后遗症。

【临床心得】西医学中的高脂血症、动脉硬化、冠心病，从临床表现和病理机制来看，多属于中医痰瘀阻滞，所以选足阳明胃经之合穴足三里、足三阴经之交会穴三阴交，以达到调理脾胃、运化水湿的目的；内关是八脉交会穴之一，通于阴维脉，并与之合于心、胸、胃，具有宽胸理气和胃之作用。三穴配合，降血脂效果明显。

1. **内关** 见胃三针。

2. **足三里、三阴交** 见足三针。

二十八、胃三针

【组成】中脘穴、内关穴、足三里穴。

【配穴主治】胃脘痛、胃炎、胃溃疡、消化不良。

【临床心得】胃三针主治胃脘部疾病。中脘穴是足阳明胃经的募穴，属于局部取穴；足三里穴是足阳明胃经的合穴，是治疗胃腑疾病的要穴，属于循经远道取穴；内关穴属于八脉交会穴，通于阴维脉，并合于胃、心、胸，具有宽胸理气、止痛的作用。

1. **中脘**

【穴位定位】在上腹部，前正中线上，当脐中上4寸。（图85）

【穴名释义】中脘在任脉上，为胃之募穴，八会穴之腑会。中，有方位之义。脘，指胃府。中脘，指穴当胃体的中部，相对于上脘

127

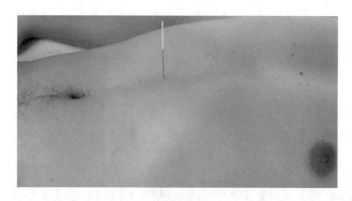

图85　中脘穴

及下脘而言。中脘既指其约当胃体的中部，又是直接指胃而言，故又名太仓。中脘为胃之募穴，故治胃腑诸病，以此为主。

《难经·四十五难》谓："府会太仓。"滑伯仁曰："太仓，一名中脘。"按太仓为纳谷之器，在人身唯胃为然。《灵枢·胀论》："胃者，太仓也。"《黄庭内景经》："脾长一尺掩太仓。"《老子中经》："胃为太仓，三皇五帝之厨府也。"又泛指脾胃为太仓。《中黄经》："太仓，脾府也。"又官名。《汉书·百官表》载：大司农属官有太仓令丞。故太仓者，亦即脾胃为仓廪之官之意。

【局部解剖】①针刺层次：皮肤—皮下组织—腹白线—腹横筋膜。②穴区神经、血管：浅层有肋间神经前皮支分布；深层有肋间神经和腹壁上动脉分布；再深层可及腹腔。（图86）

【主治病症】胃痛、呕吐、吞酸、腹胀、食不化、泄泻、黄疸、咳喘痰多、癫痫、失眠。

【操作方法】直刺0.5~1寸。

【临床心得】针中脘穴前，应先按压穴位，该穴正好在剑突与肚脐连线的中点。待患者觉穴下有酸胀感后，再缓慢进针，以针下沉紧为度，多以捻转补泻法，如行提插补泻法，应根据患者胖瘦来控制提插深度。如果配合呼吸补泻法，效果更佳。

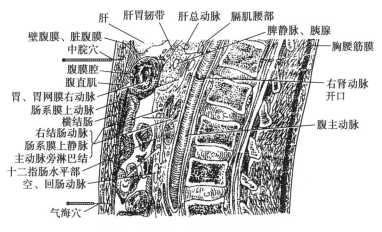

壁腹膜、脏腹膜
中脘穴
腹膜腔
腹直肌
胃、胃网膜右动脉
肠系膜上动脉
横结肠
右结肠动脉
肠系膜上静脉
主动脉旁淋巴结
十二指肠水平部
空、回肠动脉
气海穴

肝　肝胃韧带　肝总动脉　膈肌腰部
脾静脉、胰腺
胸腰筋膜
右肾动脉开口
腹主动脉

图 86　中脘穴、气海穴解剖层次图

2. **内关**　见手智针。

3. **足三里**　见足三针。

二十九、肠三针

【**组成**】天枢穴、关元穴、上巨虚穴。

【**配穴主治**】腹痛、肠炎、痢疾、便秘。

【**临床心得**】天枢穴为大肠经募穴，关元穴为小肠经募穴，上巨虚穴为大肠经下合穴，这些穴位都与大小肠有密切关系，是治疗肠道疾病的首选穴位。

1. **天枢**

【**穴位定位**】在腹部，平脐，左右各旁开 2 寸。（图 87）

【**穴名释义**】天枢在足阳明胃经，为大肠之募穴。天，天地，此指人上半身而言。枢，枢机，枢纽。天枢在此借喻为天地之枢机。《素问·至真要大论》："身半以上，天之分也，天气主之；身半以下，地之分也，地气主之。半，所谓天枢也。"《素问·六微旨大

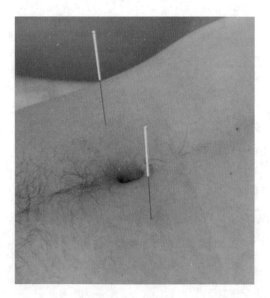

图87　天枢穴

论》：“天枢之上，天气主之；天枢之下，地气主之。”王冰注：“天枢，当脐之两傍也，所谓身半矣，伸臂指天，则天枢正当身之半也。”此穴正当脐旁，为人身上下、天地、阴阳之气枢转交合之处，内应横结肠屈曲回折之端，其功能长于辅助肠中水谷气化吸收水分，排出干屎，增益蠕动之力，因名“天枢”。又以大、小肠联结管道甚长，故别名长溪、长谷，又名谷门。

【局部解剖】①针刺层次：皮肤—皮下组织—腹直肌鞘前壁—腹直肌—腹直肌鞘后壁。②穴区神经、血管：浅层有肋间神经前皮支和腹壁浅动、静脉分布；深层有肋间神经、动脉和腹壁上、下动脉分布。（图88）

【主治病症】腹胀肠鸣、绕脐腹痛、便秘、泄泻、痢疾、癥瘕、月经不调、痛经。

【操作方法】仰卧位，直刺1～1.2寸；虚证、寒证可灸10～30分钟。针刺时，患者宜穿宽松衣裤，以免影响经气的运行和针感。

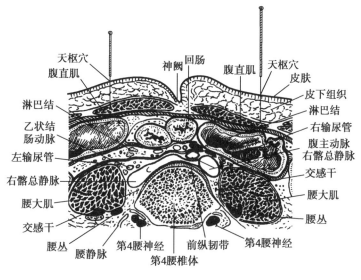

图 88　天枢穴解剖层次图

此穴孕妇禁针。

【临床心得】我国古代星学家以北斗第一星为天枢，主持天际各星运行之律。养生家取法此意，作脐轮周转，以人意法天道，喻本穴犹天之中枢，故名。本穴最早见于《灵枢·骨度》。左天枢主升，右天枢主降。"天道左旋""地道右旋"是《周易》的核心理论。"天道左旋"即太阳自东向西是"顺时针"方向运转，"地道右旋"即地球自西向东是"逆时针"方向运转。

《易经·说卦》："古人仰观天文，俯察地理，近取诸身，远取诸物，是以立天道曰阴与阳，立地道曰柔与刚，立人道曰仁与义；兼三才而两立，是以六画为卦象，分阴分阳，迭用柔刚，是以六画为章。"因而"天地定位，山泽通气，风雷相薄，水火不相射，八卦相错，天道左旋，地道右旋，数往者顺，知来者逆。是故，易，逆数也"。《逸周书·武顺篇》："天道尚左，日月西移；地道尚右，水道东流；人道尚中，耳目役心。"

肺主金，主降，清虚喜凉，阳气自右而降，下及胃肠。阳气下　131

降，排浊阴于体外。金得土而降，故脾土健则生肺金，金气右降无碍。肝主木，主升，温润喜暖，地气左升而温，引肾水上濡清窍。木得水而能升，故肾水本寒，得相火之温而滋养肝木。人一呼一吸，即是一个升降，肺主治节，即肺通过司呼吸，掌控着人体总的生命规律，肺主治节的基础是肺主宗气，宗气乃一身气运动之宗。

谷入于胃，助清气达于肺生宗气，浊气出肠，排糟粕，促使胸腹之气上下沟通，以促新陈代谢。天枢外 3 寸为大横，属足太阴脾经，为足太阴、阴维之会，内应横结肠。养生家谓："脐下属横津。"横津者，腹内横通之经路也，擅治肠腹气分之病。

2. 关元

【穴位定位】在下腹部，前正中线上，当脐中下 3 寸。（图 89）

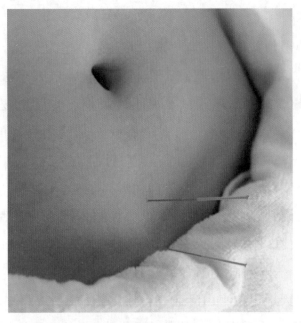

图 89　关元穴、中极穴

【穴名释义】关元在任脉，为小肠之募穴。关，是闭藏之意。亦为枢机开合之关。元，气之始也。元气，天气也。《春秋繁露·重政》："故元者为万物之本。"《论衡·言毒》："万物之生，皆禀元气。"本穴正当丹田，是处为人体真气、元气发生之地，呼吸之门，为全身脏腑、经络的根本，人之根元，男子以藏精，女子主月事，以生养子息，合和阴阳之门户。"关"与"元"喻以重要之意，故名之。《中西汇通医经精义》："元阴元阳交关之所。"因名关元。李注："关元在脐下三寸，一名关明，一名液门。男子藏精之阁，女子藏胞之宫。"《申鉴》："善养性者得其和，邻脐三寸谓之关。"

关元即下丹田，指的是膀胱之后、直肠之前的一个夹室，距腹部皮肤 7 分，距背部皮肤 3 分；为冲、任、督三脉所起之处，十二经脉会集之所，为经络之枢纽，经气之汇所。甘肃李少波老先生仁寿102 岁（1910 年 2 月—2011 年 9 月），其创立的真气运行法即特别重视"呼气重视心窝部"。人在胎儿期肺内没有气体，新生儿一脱离母体，肺内压低于大气压，外界气体冲进肺部，肺有了扩张，应激性地把气体挤压出体外，有了第一声啼哭。所以"哭"和"呼"，音近义通。以声训字，以文字的声音解释字义，是古代训诂学的重要规律，这个规律最重要的例子是通假字现象。我们认真地体会一下，人在哭的时候，都是呼气外出时发出的哭音。吸气时是发不出哭音的。

人需要放松时，也是长呼一口气，长呼外气，因为呼出了浊气，宗气下行了，心气下行了。人紧张时倒吸一口凉气，就伤气了。由于肺内压低于大气压，只要呼吸道是打开的、畅通的，吸气是个自然的过程。更直白地说，吸气是不用人去用力的，是外界气体由高压的外界向低压的肺内自然流动的过程，流动到肺内外气压平衡为止。呼气是需要人用力的，挤压排出肺 CO_2 浓度较高的新陈代谢后的气体，把 CO_2 浓度较高的"浊气"呼出体外，把 O_2 浓度较高的"清气"吸进肺内。所以吸气任其自然，有意地注意呼气，才是符合生理的自然呼吸。如果人深吸气，以为多吸入了清气，实则是逆了"天道"。几千年前根本还没有 O_2、CO_2 的概念，但我们的先贤已经知道我们吸入的混浊之气中有一部分称为"清气"，呼出的是"浊气"。

人吸入的混浊之气中的"清气"和脾胃消化吸收后水谷精微之气融合，生成了"宗气"。"肺者相傅之官，治节出焉。"肺所以主治节，因为肺主宗气，为一身气机运动变化之宗。肺主治节，狭义是指肺的宣发、肃降；广义是指肺调节整个生命活动新陈代谢的节律，所以呼吸之快慢调节心率的快慢，呼吸的急促使整个生命的新陈代谢处于应激状态。这才是肺为相傅之官、肺主治节的更重要的含义。

呼气运动不仅把浊气呼出体外，更重要的是使宗气沿任脉下行丹田，充实丹田之气。丹田之气充实也就是真气充实，人的生机才有原动力。这就是古往今来，道家说的"丹田"，在其玄妙的外衣之下，是有合理的内核的。唐代王冰在《重广补注黄帝内经素问序》开篇第一句即说："夫释缚脱艰，全真导气，拯黎元于仁寿，济赢劣以获安者，非三圣道则不能致之矣。"我们细揣此句之意，"拯黎元于仁寿，济赢劣以获安"是"全真导气"，它可以"释缚脱艰"，是真正的"三圣道"，可知王冰对"全真导气"认知之高。宗气下行，才有心火下行，心火下行才能温肾水，肾水得心火之温，才能蒸腾上济心火，以达"心肾相交"。所以，绵长沉降的呼吸太重要了。巨阙是心火下降之门，穴居脾胃之上，心火下降，才能温煦脾土，火降土生，饮食得化。

打坐是儒释道三家均推崇的修身养性之法。其法绵传千年，只有真的"静"，才能使人的呼吸绵长，使心火下降，是心肾相交的首要条件。现代人尤浮躁，百病丛生，良由心火不降矣。作为儒家经典的《大学》即首载："大学之道，在明明德，在亲民，在止于至善。知止而后有定，定而后能静，静而后能安，安而后能虑，虑而后能得。"亦强调"静"是"安"和"虑"的前提，更是"得"的前提。现代人多不能"静"，恨不能一心两用、三用，日理万机，谓之高效率，何能致"安"致"虑"而"得"。

【**局部解剖**】①针刺层次：皮肤—腹白线—腹横筋膜。②穴区神经、血管：浅层有肋下神经前皮支和腹壁浅动脉分布；深层有肋下神经和腹壁下动脉分布；再深层为腹腔。（图90）

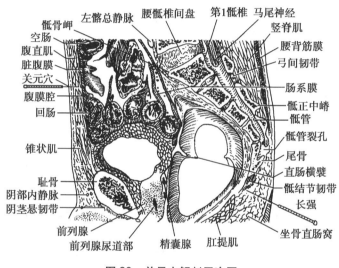

图90 关元穴解剖层次图

【**主治病症**】虚劳羸瘦、中风脱证、眩晕、阳痿、遗精、月经不调、痛经、闭经、崩漏、带下、不孕、遗尿、小便频数、癃闭、疝气、腹痛、泄泻。

【**操作方法**】直刺1~1.2寸，多用补法，也可用灸法或温针灸。

【**临床心得**】本穴是小肠经之募穴，为人身阴阳元气交关之处。男子以藏精，女子主月事，为生养子息，合和阴阳之门户，为养生家聚气凝神之所，亦即老子所谓"玄之又玄，众妙之门也"。此处为下玄关，古时"玄"与"元"通，颠倒读之，即关玄。古人多于此等穴位守秘，故意颠倒其词，隐玄关，而称"关元"。所治多为体虚证，如遗精、阳痿、尿频、癃闭，以及女子月经不调诸证。李东垣"胃气为本"灸方，即取气海、关元、足三里，每日悬灸之，可强后天之本，笔者亲身用之，自觉人过中年，日灸一次，持之以恒实大有裨益。

关元穴为全身最有温阳作用的穴位，任脉为阴脉之海，为何在阴脉之海的任脉上，会有温阳最强的关元穴呢？善求阳者，阴中求阳。在阴脉之海中沉潜的阳，才是最有升发之力的真阳，如太极图中阴之鱼身上的那一阳睛，实为画龙点睛之要点。生命玄妙，实在是要我们静心慢慢体悟。

3. 上巨虚

【穴位定位】在小腿前外侧，当犊鼻（屈膝，髌骨与髌韧带外侧的凹陷中）下6寸，距胫骨前缘1横指（中指）。（图91）

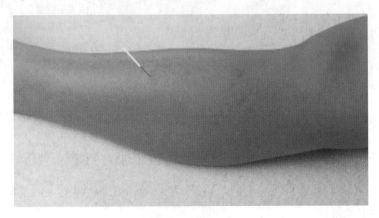

图91 上巨虚穴

【穴名释义】上巨虚在足阳明胃经，为大肠之下合穴。巨，大意；虚，隙意。《广雅·释兽》："巨虚，野兽、驴马之属，善走。"正小腿之象也。按"巨虚"二字之义，即大空隙也。本穴在胫骨外缘之巨大空软处。跷足抬腿时，穴在小腿外侧面巨大凹陷处之上方。

《灵枢·邪气脏腑病形》："取之巨虚者举足。"杨上善曰："足胕外独陷大虚之中，名曰巨虚。"《灵枢·本输》："……膝下三寸、胫外三里也，复下三寸为巨虚上廉也，复下三寸为巨虚下廉也。"杨上善曰："三里以下、三寸之上下处，上际为上廉，下际为下廉。"以在胫骨外侧，故名为廉，与手之上下廉可以互参。

【局部解剖】①针刺层次：皮肤—皮下组织—胫骨前肌—趾长伸肌—小腿骨间膜—胫骨后肌。②穴区神经、血管：浅层有腓肠外侧皮神经分布；深层有腓深神经肌支和胫前动脉分布；小腿骨间膜深面有胫神经和胫后动脉经过并分布。（图92）

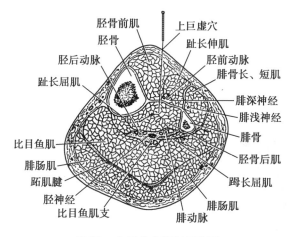

图92 上巨虚穴解剖层次图

【主治病症】肠中切痛、肠痈、泄泻、便秘、下肢痿痹、脚气。

【操作方法】直刺0.5~1.5寸；虚证、寒证可灸5~15分钟。

【临床心得】上巨虚为大肠之下合穴，取此穴须足跟稍扬，足翘则本穴弛张，乃可进针。凡取腧穴，均须先使孔窍开，乃刺之。六腑之气通向下肢，在足三阳经上各有合穴。《灵枢·邪气脏腑病形》提出"合治内腑"，六腑病应取其下合穴。胃、胆、膀胱三腑的下合穴即为本经五输穴中的合穴，大肠、小肠、三焦三腑在下肢则另有合穴，大小肠为重要消化器官，故其下合穴在胃经，三焦主水液代谢，故三焦下合于膀胱经的委阳穴。

三十、胆三针

【组成】期门穴、日月穴、阳陵泉穴。

【配穴主治】胆疾病。

【临床心得】期门为肝经募穴，日月为胆经募穴，阳陵泉为胆经合穴和下合穴。大量临床实验证明，肝胆疾病在阳陵泉穴处都有明显的反应点。三穴合用，治疗胆腑疾病效果较好。

1. 期门

【穴位定位】在胸部，当乳头直下，第6肋间隙的交点，任脉旁开4寸。（图93）

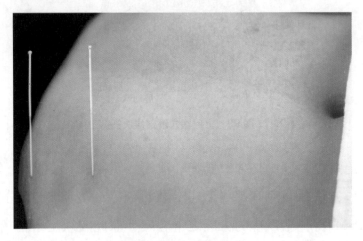

图93　期门穴、日月穴

【穴名释义】期门在足厥阴肝经，为肝之募穴，肝、脾二经和阴维之会穴。期，时也，会也。门，开也，通也。期门，汉代负责守卫的武官名，作为肝为将军之官的比喻，也指为气血运动周期的出入门户，象征肝脏的阳刚之气。人体气血始出云门，历经肺、大肠诸经，经行十二时辰，至此恰为一周。《针灸问对》有："十二经始于手太阴之云门，依次而传，终于足厥阴之期门。"周而复始，因名期门。本穴为治血证之要穴，而血证以月经为最，月信有期，故亦名"期门"。

【局部解剖】①针刺层次：皮肤—皮下组织—腹外斜肌—肋间外肌—肋间内肌。②穴区神经、血管：浅层有第6肋间神经外侧皮支分布；深层有第6肋间神经、动脉分布。（图94）

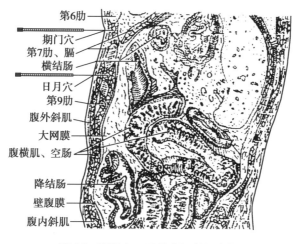

第6肋
期门穴
第7肋、膈
横结肠
日月穴
第9肋
腹外斜肌
大网膜
腹横肌、空肠
降结肠
壁腹膜
腹内斜肌

图94　期门穴、日月穴解剖层次图

【主治病症】胸胁胀痛、腹胀、呃逆、吐酸、乳痈、郁闷。

【操作方法】斜刺或平刺0.5~0.8寸。该穴应选右边穴位，在肋间进针，于肋骨下缘向上斜刺，多用捻转手法，不行提插手法，留针30分钟以上，针刺不宜过深，以免伤及肝胆。

【临床心得】此穴最早见于《伤寒论》第108条"伤寒，腹满，谵语，寸口脉浮而紧，此为肝乘脾也，名曰纵，刺期门"；第143条"妇人中风，发热恶寒，经水适来，得之七八日，热除而脉迟，身凉，胸胁下满，如结胸状，谵语者，此为热入血室也，当刺期门，随其实而取之";第 216 条"阳明病，下血，谵语者，此为热入血室。但头汗出者，刺期门，随其实而泻之，濈然汗出则愈";第 109 条"伤寒发热，啬啬恶寒，大渴欲饮水，其腹必满，自汗出，小便利，其病欲解，此肝乘肺也，名曰横，刺期门"，是木气太旺而反侮肺金，为热实之证。《伤寒论》共有用针之处 10 条，其中 4 条即为刺期门，可见期门之重要。期：周一岁也。岁有 12 月 365 日，厥阴为十二经脉之终，期门为 365 穴之终。

2. 日月

【穴位定位】在上腹部，当乳头直下，与第 7 肋间隙的交点，任脉旁开 4 寸。（图 93）

【穴名释义】日，《说文解字》："实也，太阳之精不亏，从口一，象形，凡日之属皆从日。"月，《说文解字》："阙也，太阴之精，象形，凡月之属皆从月。"日照乎昼，月照乎夜。《诗·邶风·燕燕》："日居月诸，照临下土。"本穴为胆之募穴，胆为中正之官，决断所出，十一脏皆取决于胆，决断务求其明。"明"字从日从月，日月本为太阳与月亮。此指双目及胆之藏象而言。

道经以双目为日月。《黄庭内景经·肺部章》："日月之华救老残。"注："左目为日，右目为月。日主肝，配东方木行也。"又曰："外应眼瞳鼻柱间。"注："外应眼瞳，目之所主于胆，胆之所仰于目。"《黄庭内景经·天中章》："眉号华盖覆明珠，九幽日月洞空无。"注："日月者，左目日之，右目月之。"《黄庭内景经·肾部章》："上致明霞日月烟。"注："日月即二目。"双目为肝胆之所主，而胆募乃名日月也。《道藏》云："日月者，左右目也。"本穴善治目疾，因名"日月"，又名"神光"。神之光，日与月也。

【局部解剖】①针刺层次：皮肤—皮下组织—腹外斜肌—肋间外肌—肋间内肌。②穴区神经、血管：浅层有第 7 肋间神经前皮支分

布；深层有第7肋间神经和动脉分布。（图94）

【**主治病症**】黄疸、呕吐、吞酸、呃逆、胃脘痛、胁肋胀痛。

【**操作方法**】斜刺 0.3~0.5 寸。

【**临床心得**】本穴为足太阴脾经、足少阳胆经、阳维脉三脉之会。近期门，常与期门相配以调月信，如日月之义，有日月运行朝夕朔望之期也。

3. 阳陵泉

【**穴位定位**】在小腿外侧，当腓骨头前下方凹陷处。（图95）

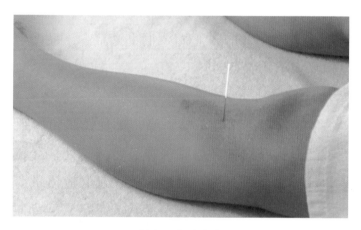

图95　阳陵泉穴

【**穴名释义**】阳陵泉在足少阳胆经，为胆经之合穴与下合穴，八会穴之筋会。阳，阴阳之阳。陵，大阜也。泉，指水流自地而出。阳陵，指人体外侧局部之隆起处，经气深聚为泉。此穴在膝下外侧，腓骨头前下方凹陷处。为脉之所出，因喻犹阳侧陵下之深泉也。内与阴陵泉遥相对应，故名阳陵泉。

【**局部解剖**】①针刺层次：皮肤—皮下组织—腓骨长肌—趾长伸肌。②穴区神经、血管：浅层有腓肠外侧皮神经分布；深层有腓浅、深神经和胫前动脉、膝下外侧动脉分布。（图96）

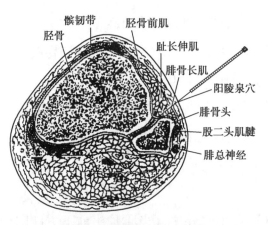

图 96　阳陵泉穴解剖层次图

【主治病症】黄疸、口苦、呕吐、胁肋疼痛、下肢痿痹、膝髌疼痛、脚气、肩痛、小儿惊风。

【操作方法】直刺 1~1.5 寸。

【临床心得】此穴在腓骨头前下缘，腓骨长肌和伸趾总肌腱之间，当腓总神经分为腓浅神经与腓深神经之分支处，有胫前动脉的分支和胫返后动脉及腓肠外侧皮神经，故针刺时应慎重，注意不要损伤腓总神经。腓总神经损伤的典型症状为垂足，足背伸不能。此穴为四肢穴位中应慎针的穴位。

造成垂足的腓总神经损伤并不一定是外伤。笔者曾接诊一高三女生，听课时右腿翘起压着左腿，俗谓的"二郎腿"，认真听课一节，课间活动，出现垂足。究其原因：一是两腿叠压，课桌下空间狭小；二是压迫时间太长了，阻断了血管对腓总神经的供血。

三十一、尿三针

【组成】关元穴、中极穴、三阴交穴。

【配穴主治】泌尿系疾病、腹痛。

【临床心得】中极属膀胱募穴，关元属小肠募穴、足三阴经与任脉之交会穴。尿液生成与小肠的分清泌浊功能密切相关，中极、关元可促进尿液生成、贮藏与排泄。水液的代谢与调节，与肝脾肾三脏功能相关，故选三阴交穴，与前两穴共同主持水液代谢、尿液的调控。

1. 中极

【穴位定位】在下腹部任脉上，当脐下4寸。（图89）

【穴名释义】中极在任脉上，为膀胱之募穴。中，有方位之义，指人身上下之中、根本与内部。极，指方位，有中正之义。又最也，与急通。《毛诗·周颂》："莫匪尔极。"

穴居人身之中，为元气之根本与最为重要之处，且能治内急不通诸病。天地之上下四方曰六极。本穴内应胞宫、精室。胞宫、精室，为人体极内之处，犹房室之堂奥也，乃人体至中至极，故名"中极"。以外景观之，人体自顶至踵，全身长度，本穴当其折中，亦中极命名之一义也。

【局部解剖】①针刺层次：皮肤—皮下组织—腹白线—腹横筋膜。②穴区神经、血管：浅层有髂腹下神经皮支和腹壁浅动脉分支；深层有髂腹下神经和腹壁下动脉分布。（图97）

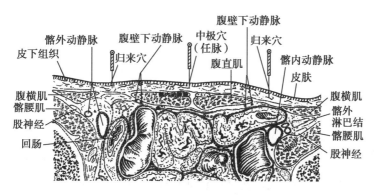

图97　中极穴、归来穴解剖层次图

143

【主治病症】癃闭、遗尿、尿频、月经不调、带下、痛经、崩漏、阴挺、遗精、阳痿、疝气。

【操作方法】取仰卧位，直刺 0.8~1 寸。孕妇慎用。

【临床心得】本穴居膀胱之上，针前令患者排空小便，以免刺伤膀胱。最好不用飞针，以免定位不准，影响疗效。

2. **关元** 见肠三针。

3. **三阴交** 见足三针。

三十二、阳三针

【组成】关元穴、气海穴、肾俞穴。

【配穴主治】遗精、阳痿、早泄、不育症（精子少）、肾虚腰痛等。

【临床心得】阳三针主要治疗男性疾病，气海穴、关元穴均主持一身元气，肾俞穴以补肾、固肾、补元气为主。针刺时，多采取俯卧位和仰卧位，先以仰卧位针刺腹部的穴位，然后再采用俯卧位针刺腰部穴位。也可根据临床具体情况，采用坐位，暴露腰腹部，同时针治腹部和腰部穴位。

1. **关元** 见尿三针。

2. **肾俞** 见腰三针。

3. **气海**

【穴位定位】在下腹部，当前正中线上，当脐中下 1.5 寸。（图 98）

【穴名释义】气海穴在任脉上，为肓之原穴。气，为人体呼吸出入之息，指人身的元气，亦指各种气病。海，广大深远之意。此穴在脐下 1.5 寸，该处为先天元气之海，《针灸聚英》称其为"男子生

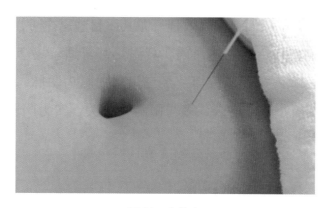

图98 气海穴

气之海"。《医学入门》言其"主一身气疾",主治脏气虚惫,真气不足,如气喘、脐下冷气上冲等各类气证,故以为名。具调补下焦,补肾益气,振阳固精之功。

《灵枢·阴阳清浊》谓:"肺之浊气,下注于经,内积于海。"《灵枢·营卫生会》谓:"气出于下焦。"因此,人身之生气出于脐下,充塞周身。《管子·心术》:"气者身之充也。"《淮南子·原道》:"气者生之充也。"充,塞也,无处不至也。《灵枢·五味》:"其大气之抟而不行者,积于胸中,命曰气海。"《道藏》:"服元气法,略谓气海与两肾相属,肾属水,气与水互为子母。"水在人身为阴,独阴不能升化,必须济之以阳。心属火,火在人身为阳。

【局部解剖】①针刺层次:皮肤—皮下组织—腹白线—腹横筋膜。②穴区神经、血管:浅层有肋间神经前皮支和腹壁浅动脉分布;深层有肋间神经和腹壁下动脉分布;再深层可及腹腔。(图86)

【主治病症】腹痛、泻泄、便秘、遗尿、阳痿、遗精、闭经、痛经、崩漏、带下、阴挺、疝气、中风脱证、虚劳羸瘦。

【操作方法】直刺0.8~1寸。

【临床心得】气海是非常重要的穴位,凡全身脏腑气虚之证,均可取之。穴在任脉,取阴中求阳之意。笔者数年来每于傍晚悬艾气海约1个小时，多感振奋阳气效佳。尤其闭目静思之时，感艾火之温热绵绵深入，甚有热感直达命门，其温热甚舒适。故李东垣有"后天之本灸方"取穴中脘、气海、足三里。任脉为阴脉，但其上之气海、关元、中极、膻中诸穴，多与阳与气相关，实为阴脉中之阳穴，穴与脉之关系，实在甚有奥妙。

三十三、阴三针

【组成】关元穴、归来穴、三阴交穴。

【配穴主治】月经过多、月经过少、闭经、不孕、痛经、带下等。

【临床心得】阴三针是专门治疗女性疾病的处方。女子以阴血为主，三阴交穴属足太阴脾经，归来穴属足阳明胃经。足阳明多气多血，足太阴经主生阴精和阴血，关元主管人身之元气。

1. **关元** 见肠三针。

2. **三阴交** 见足三针。

3. **归来**

【穴位定位】在下腹部，当脐中下4寸，前正中线旁开2寸。（图99）

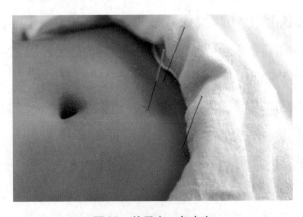

图99 关元穴、归来穴

【穴名释义】归来在足阳明胃经上。还者曰归，返者曰来。《诗·小雅·采薇》："薄言旋归""我行不来"。《论语·微子》："往者不可谏，来者犹可追。"凡养生吐纳者，当吸气时，腹气上升，与中气交会于膻中处；呼气时，腹气下降，气沉于小腹，名曰气息归根。本穴为腹气下降时的根底，故名"归来"。言返本也，即归根也，言其向下行动也。本穴治男子卵缩、女子子宫脱出等症，皆属气分之病。取之有散寒理气归原之功，即"归来"之意也。

【局部解剖】①针刺层次：皮肤—皮下组织—腹直肌鞘前壁—腹直肌。②穴区神经、血管：浅层有髂腹下神经和腹壁浅动、静脉分布；深层有肋下神经和腹壁下动脉分布。（图97）

【主治病症】腹痛、疝气、闭经、月经不调、阴挺、带下。

【操作方法】直刺0.8~1寸。

【临床心得】针刺归来穴针感可以达到小腹部，乃至外生殖器处，可以用捻转补泻手法，也可以用温和灸或嘱患者自灸。

现代科学是"实证科学"，实证科学的基本原则是可重复性，即实验结果的可重复性。在相同条件、相同方法的基础上，实验结果应是可重复的，这是实证科学的基石。但我们可能忽视了一个前提条件，任何可重复的实证实验都是有条件的可重复、可复制，绝对不是无条件的、绝对的可复制。我们在复制一个实验的时候，是有一个假定的前提条件的，即有些条件我们假定是可以忽视的，对实验结果是无足轻重、可以忽略不计的。在这个前提下，我们复制这个实验。这里会出现一个很大的误区，一些被我们主观认为无足轻重、完全可以忽视的次要因素，一旦这些因素实质是非常重要的时候，两个实验结果即使是可重复的，这种结果本身可能就根本毫无意义。

例如我们拿大白鼠做消化道溃疡的口服药物实验，是假定大白鼠的消化道反应和人的消化道反应是很类似的，是可以比较的。所以我们认为同一药物在大白鼠体内的新陈代谢就可以反映其在人体内的新陈代谢，血液中药物浓度是同一规律的。这是二三十年前，认为医学是生物医学时典型的实验思路，无数临床常用药物、术式、治疗方法基本是按此思路，贴上科学的合格标签，成为主流的治疗方案的。但20年后的今天，生物医学的模式已被彻底抛弃，社会-心理-生物医学模式被广泛接受。那么，大白鼠被灌服药物那一刻造成的应激神经反射，对整个大白鼠内分泌和生命活动的影响，该和人有多大的不同。从口腔插入一根铁管，直插入胃中，人的社会性、心理性因素又会在药物治疗过程中有多么不同，不同患者的社会性、心理性又会有多么巨大的差异，最终同一种药物治疗结果，你还指望能一样吗？理论上，可重复性是可以很完美的，实际操作中的每一个环节真的经得住在放大镜下的细细推敲吗？其结果真的那么可值得信赖吗？

三十四、闭三针

【组成】十宣穴、涌泉穴、人中穴。

【配穴主治】中风、昏迷不醒、休克。

【临床心得】"闭"属实证，治疗时采取开窍醒神的方法，所以使用十宣穴、涌泉穴及人中穴。闭三针一般不用灸法。

1. 十宣

【穴位定位】在手十指尖端，距指甲游离缘0.1寸，左右共10穴。

【穴名释义】穴在十手指指尖，其处为表，宣明易见，多用于宣散热邪，故名。

【局部解剖】①针刺层次：皮肤-皮下组织。②穴区神经、血管：有指掌侧固有神经（桡侧三个半手指由正中神经发出，尺侧一个半手指由尺神经发出）和掌侧固有动脉分布。

【主治病症】昏迷、癫痫、高热、咽喉肿痛。

【操作方法】浅刺 0.2 寸，捻针并放血 3 滴。

【临床心得】十宣穴用放血方法时，不一定用三棱针点刺放血，可用 1 寸针针完后，捻转刺激，然后再放两三滴血。如拇指属肺经经脉所过之处，针刺之，对呼吸困难的病人效果较好。针刺中冲穴对心脏疾病患者效果较好。

2. **涌泉**　见足智针。

【操作方法】直刺 0.8~1 寸，强捻转。

3. **水沟**　见面瘫针。

【操作方法】直刺 0.5 寸。

三十五、脱三针

【组成】百会穴、神阙穴、水沟穴。

【配穴主治】中风脱证（面色苍白、四肢厥冷、大汗如淋、脉微细迟）。

【临床心得】脱三针以脉复汗止、肢暖、清醒为度，如未清醒可继续针灸。

1. **神阙**

【穴位定位】在腹中部，脐中央。

【穴名释义】神阙在任脉上。神，指人之元神与脐神。《灵枢·本神》："故生之来谓之精，两精相搏谓之神。"《说苑·修文》："神者，天地之本而万物之始也。"阙，宫阙，门观，又同缺。《说文解字》："门观也。"徐锴《说文解字系传》："以其阙然为道，谓之阙。"

本穴在脐，脐为先天之结蒂，又为后天之气舍，此间元气尚存。

在内接近大、小二肠，大肠为传导之官，变化出焉，小肠为受盛之官，化物出焉，两肠俱关于化，即大而化之谓之神也。《道藏》曰"神者，变化之极也"，故名之以"神"。阙为中门，出入中门，示显贵也，人身以神志为最贵。本穴为心肾（心藏神、肾藏志）交通之门户，故称"神阙"。穴适当脐孔，将胎儿赖比宫阙，脐带输送营养，灌注周身，遂使胎体逐渐发育，变化莫测，故名神阙。

【局部解剖】①针刺层次：此穴禁针。②穴区神经、血管：浅层有第 10 肋间神经前皮支分布；深层有第 10 肋间神经和腹壁上、下动脉吻合支分布。

【主治病症】腹痛、泄泻、脱肛、水肿、虚脱。

【操作方法】隔盐灸或隔姜灸，艾炷宜大，一次灸 10 壮。

【临床心得】隔附子饼灸此穴，治老年虚秘效佳。笔者亲治一老翁，年 70 余，患糖尿病 20 多年，伴便秘，三四日甚或五六日一行，极痛苦。隔附子饼灸此穴，大壮，日 6 壮。不意老年人温度感觉下降，局部灸出水疱，溃破后感染。笔者甚忧其难愈合，每日清创、换药，不敢大意。2 周方渐愈合，意外的是便秘亦完全消失。笔者渐悟古人所云：不得灸疮，痼疾难愈之理。

2. 百会

【穴位定位】在头部，当前发际正中直上 5 寸，或两耳尖连线的中点处。

【穴名释义】本穴在督脉上，为手足三阳与督脉之交会穴。百，《说文解字》释为"十十也"，乃众多之称。《庄子·秋水》："秋水时至，百川灌河。"《孙子·谋攻》："百战百胜，非善之善者也。"《昭明文选·左思〈吴都赋〉》："百川派别，归海而会。"会，有会合之义。本穴居一身之最高，百脉百骸皆仰望朝会，如天之北辰北极也。《针灸大成》云："犹天之极星居北。"穴在头项正中，为手足三阳与督脉之会穴，百病皆主，故名"百会"。《道藏》云"天脑者，一身之宗，百神之会"，故名"百会"。《类经图翼》："督脉，足太阳之会，手足少阳、足厥阴俱会于此。"以其诸脉多会于此，故名百会。

【局部解剖】 ①针刺层次：皮肤—皮下组织—帽状腱膜。②穴区神经、血管：有滑车上神经和颞浅动脉分布。（图7）

【主治病症】 头痛、眩晕、中风失语、癫狂、脱肛、泄泻、阴挺、健忘、不寐。

【操作方法】 悬灸。

【临床心得】 百会穴，首见于《针灸甲乙经》，归属督脉，别名"三阳五会"。《会元针灸学》载："百会者，五脏六腑奇经三阳百脉之所会，故名百会。"督脉为"阳脉之海"。头为诸阳之会，本穴位于人之头顶，又是手、足三阳经与督脉的交会穴，故而针刺用补法时，本穴具有良好的升阳举陷、益气固脱的作用。

百会穴真正对应的是颅内脑垂体。两眼内眦连线中点，相当于鼻根部做一条矢状线，和百会穴直下垂直线，两线交点处即是脑垂体位置。脑垂体大小形状如一颗豌豆，是人体重要的内分泌器官，也调控其他腺体产生激素，如脑垂体激素（生长激素）促使儿童的骨骼和软组织生长，促甲状腺激素、卵泡刺激素、催乳激素、促肾上腺皮质激素等。脑垂体上方有下丘脑，下丘脑与脑垂体组成一个完整的神经内分泌功能系统，是我们已知的颅内最重要的神经功能核团。

3. 水沟 见面瘫针。

【操作方法】 向上斜刺0.5寸，留针、捻针。

三十六、肥三针

【组成】 中脘穴、带脉穴、足三里穴。

【配穴主治】肥胖症，尤擅长治疗腹部肥大。

【临床心得】肥胖与内分泌有关，针刺对内分泌的影响很大，又由于肥胖与肠、脾、胃有关，所以选足三里穴。中脘属胃经募穴，既针对脾胃，也是腹部的局部取穴，此穴根据患者胖瘦定深浅。带脉位于腰部的中部，起于少腹之侧、季肋之下，环身一周，络腰而过，约束诸经脉，如同束带。腹部肥胖的患者多与带脉约束功能下降有关。实验证明，以肥胖症动物模型，用肥三针可明显降低动物的血脂和体重。

1. **中脘、足三里**　见胃三针。

2. **带脉**

【穴位定位】在侧腹部，当第 11 肋骨游离端下方垂线与脐水平线的交点上。（图 100）

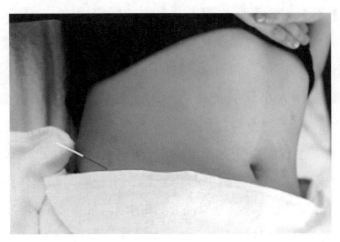

图 100　带脉穴

【穴名释义】带脉在足少阳胆经。本穴为足少阳经与带脉之交会穴。带，《说文解字》"带，绅也。男子系带，女子带丝，象系佩之形，佩必有巾，从巾"，意指佩带，在此指带脉。脉，指经脉。《灵枢·本脏》："经脉者，所以行血气而营阴阳，濡筋骨，利关节者也。"穴当带脉之所过，与衣带所系之处，又可治带下病，故名。带脉为奇经八脉之一，在人身匝腰一周，如束带然，故名为"带脉"。

【局部解剖】①针刺层次：皮肤—皮下组织—腹外斜肌—腹内斜肌—腹横肌。②穴区神经、血管：浅层有第10肋间神经外侧皮支分布；深层有肋下神经和肋下动脉分布。（图101）

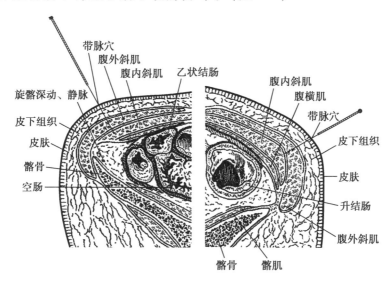

图101　左侧、右侧带脉穴解剖层次图

【主治病症】带下、月经不调、阴挺、闭经、疝气、小腹痛、胁痛、腰痛。

【操作方法】针尖向脐，皮下横刺3~3.5寸，每5~8分钟捻针1次，治疗1次捻针5~6次，留针30~40分钟。亦可用电针。此穴在侧腰部腋中线上，亦可在章门穴（第11肋游离端稍下方）与髂嵴之间的中点取穴。针刺深度如刺中结肠，患者可有轻度痛感，亦无大碍。结肠的伸缩性较强，多捻转、少提插可减少痛感。

【临床心得】右侧带脉穴位于升结肠部，左侧带脉穴位于降结肠部，有通经活络、清利湿热、调经止带的作用，亦可配肾俞、白环俞、关元、阴陵泉、三阴交治疗月经不调、白带过多、子宫脱垂等。

153

三十七、痫三针

【组成概述】内关穴、申脉穴、照海穴。

【配穴主治】癫痫、足内翻、足外翻。

【临床心得】痫三针第一穴是内关穴，内关属心包经穴，心包代心受邪，癫痫病与心神有关，心神不能安定，针内关以达到宁心安神的目的。申脉、照海穴都属跷脉，跷脉主矫健、敏捷。癫痫发作，失于矫健，所以选取跷脉穴。有癫痫"日发申脉，夜发照海"之说，在此，无论日夜都取申脉、照海。

1. **内关** 见胃三针。

2. **申脉**

【穴位定位】在外踝正下方，骨下缘凹陷中。（图 102）

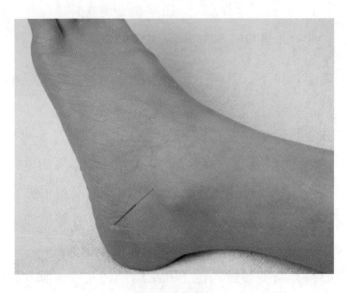

图 102 申脉穴

【穴名释义】申脉在足太阳膀胱经上，为八脉交会穴，通阳跷脉。申，通"伸"，为整束自持之貌，有矫捷之意；同呻，又十二时之一，申时。脉，指经脉。本穴在外踝之下，展足则开，为足关节屈伸着力之处，故名申脉。肾与膀胱为表里，在气郁不伸及气郁而呻者，申脉与复溜同取，每可收效。十二时与十二脏腑相应，申时正是膀胱之时，故申脉穴可以认为是膀胱本府之穴。

【局部解剖】①针刺层次：皮肤—皮下组织—伸肌下支持带—趾短伸肌。②穴区神经、血管：浅层有足背外侧皮神经分支和小隐静脉属支分布；深层有腓深神经肌支和腓动脉跟外侧支分布。（图103）

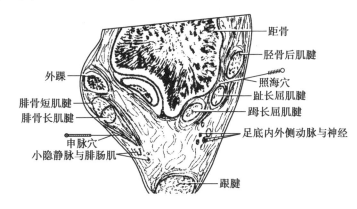

图103　照海穴、申脉穴解剖层次图

【主治病症】头痛、眩晕、失眠、嗜卧、癫狂痫、目赤痛、眼睑下垂、腰腿痛、项强、足外翻。

【操作方法】向足底方向直刺0.5~0.8寸。

【临床心得】申脉为阳跷脉所生，太阳主一身之表，故能治屈伸不能、筋脉拘挛诸病。

3. 照海

【穴位定位】在内踝正下方，骨下缘凹陷中。（图104）

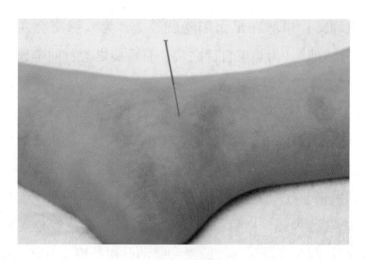

图104 照海穴

【穴名释义】照海在足少阴肾经上，为八脉交会穴，通阴跷脉。照，明也，指光明照射。《书·太誓》："若日月之照临。"《礼记·经解》："明照四海，而不遗微小。"海，意为广大之四海，此指全身。海又是深洼之处。照者光明所及，海为百川之会。言肾之真阳，渊深如海，能光照周身也。水泉虽迁，终归于海。所云照者，因肾为水火之脏，水中有火，本穴在内踝下方之凹陷中，亦可比拟为海。照海者，深水之中，雷龙之火，明照四海，及于周身，不遗微小也。

【局部解剖】①针刺层次：皮肤—皮下组织—胫骨后肌腱。②穴区神经、血管：浅层有隐神经分支和大隐静脉属支分布；深层有足底内侧神经肌支和胫后动脉的跟内侧支分支分布。(图103)

【主治病症】月经不调、痛经、带下、阴挺、阴痒、小便频数、癃闭、咽喉干痛、目赤肿痛、痫证、失眠。

【操作方法】同上穴。

【临床心得】肾为水火，中寓真阳，水中有火，即所谓雷龙之火。照海者，深水之神，雷龙之火，照明四海，及于周身，不遗微小，故申脉、照海相配，每多用治神志疾病。

三十八、褐三针

【组成】颧髎穴、太阳穴、下关穴。

【配穴主治】黄褐斑、黑褐斑。

【临床心得】颧髎、太阳、下关三穴是褐斑好发的部位，故局部选该三穴配合。

1. 颧髎

【穴位定位】童子髎（目外眦旁，当眶外侧缘）直下，颧骨下缘凹陷处。（图105）

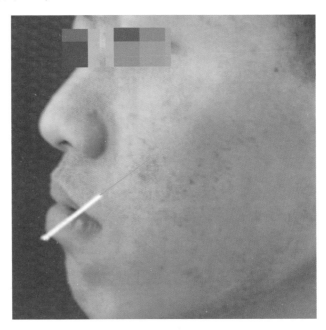

图105　颧髎穴

【穴名释义】颧髎在手太阳小肠经。颧，指颧骨。《素问·刺热》："色荣颧骨，热病也。"王冰注："颧骨，谓目下当外眦也。"髎，指骨空处。《奇经八脉考·释音》："髎，音寥，骨空处也。"本穴在颧骨尖处之窠臼中，因而名之；系小肠经和三焦经之会穴，有舒筋止痛之功，主治口僻、面赤。

【局部解剖】①针刺层次：皮肤－皮下组织－颧肌－咬肌－颞骨。②穴区神经、血管：浅层有眶下神经分布；深层有面神经颧支和下颌神经的肌支分布。（图41）

【主治病症】口㖞、眼睑瞤动、齿痛、面痛、颊肿。

【操作方法】直刺0.2~0.3寸，可加电针，用疏波，中等强度刺激。

【临床心得】手太阳小肠经，为手太阳、少阳之会，此穴最早见于《针灸甲乙经》有镇痛解痉作用，亦可配太阳、攒竹、丝竹空、下关、地仓治疗面神经麻痹、面肌痉挛，针稍向前外方进入，有禁灸之说。

2. **太阳、下关**　见叉三针。

三十九、乳三针

【组成】乳根穴、膻中穴、肩井穴。

【配穴主治】乳腺增生、乳汁不足、乳腺的良性肿块。

【临床心得】乳根穴在足阳明胃经，属局部取穴法；膻中穴在任脉上，同气有关；肩井穴属胆经，与肝胆、情绪相关联。

1. **乳根**

【穴位定位】在胸部，当乳头直下，乳房根部，第5肋间隙，距前正中线4寸。

【穴名释义】乳，指乳房。根，指根底。凡物之在下部分亦曰根。白居易早春诗："满庭田地湿，荠叶生墙根。"穴当乳房下缘，以其所居位置而命名。

【局部解剖】①针刺层次：皮肤–皮下组织–胸大肌—肋间外肌—肋间内肌。②穴区神经、血管：浅层有肋间神经前皮支和胸腹壁静脉分布；深层有胸前神经和肋间神经、动脉分布。（图106）

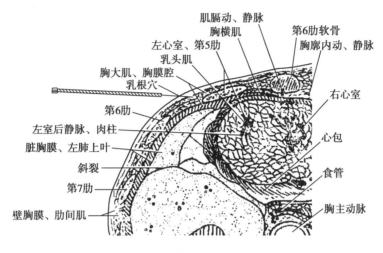

肌膈动、静脉
胸横肌
第6肋软骨
左心室、第5肋
胸廓内动、静脉
乳头肌
胸大肌、胸膜腔
乳根穴
右心室
第6肋
左室后静脉、肉柱
心包
脏胸膜、左肺上叶
斜裂
食管
第7肋
壁胸膜、肋间肌
胸主动脉

图106　乳根穴解剖层次图

【主治病症】乳痈、乳汁少、胸痛、咳嗽、呃逆。

【操作方法】沿肋间隙向外斜刺0.5~0.8寸，或直刺0.4寸；可灸。

【临床心得】本穴出自《针灸甲乙经》。乳根穴必须在肋间进针，沿肋骨下刺入，不可直刺。如果针刺准确，针感会向肋间放散。

2. 膻中

【穴位定位】在胸部，当前正中线上，平第4肋间，两乳头连线的中点。（图107）

【穴名释义】本穴最早见于《灵枢·根结》，属任脉，为心包之募穴、八会穴之气会。膻，同袒。膻有两音，①shān，像羊肉一样的气味；②dàn，坦露，胸中。此字没有tán（音谈）的读音。《针灸甲乙经》作膻中、亶中；《诸病源候论》《备急千金要方》《外台秘要》均作"亶中"，古代膻、亶相通。亶亦有两音，①dǎn，实在，

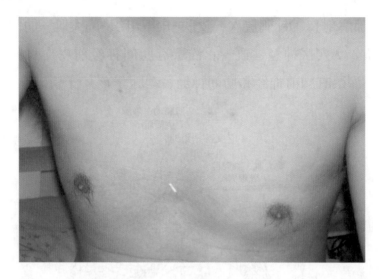

图 107　膻中穴

诚然，信然；②dàn，古同"但"，仅，只。中，指胸中，指方位言，并有内义。膻中为心之外围，代心行令，居于胸膜之中。此穴在胸，居两乳之间，正当心包膜所在之处，故名膻中。《难经》有："玉堂下一寸六分，直两乳间陷者是。"《灵枢·胀论》："膻中者，君主之宫城也。"《素问·灵兰秘典论》："膻中者，臣使之官，喜乐出焉。"

【局部解剖】①针刺层次：皮肤—皮下组织—胸骨。②穴区神经、血管：浅层有第 4 肋间神经前皮支分布；深层有第 4 肋间神经和胸廓内动脉前穿支分布。（图 108）

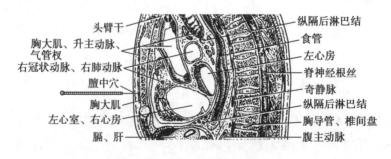

图 108　膻中穴解剖层次图

【主治病症】咳嗽、气喘、胸痛、心悸、乳少、呕吐、噎膈。

【操作方法】入针后针尖向下斜刺0.3~0.5寸，可灸。

【临床心得】膻中穴作为穴位名最早见于《灵枢·根结》"厥阴根于大敦，结于玉英，络于膻中"，对咳嗽、气喘、乳少等症效佳。膻中穴内应心脏。心火下降、肾水上济，心肾相交太重要了。心肾不交不仅仅是失眠问题，还产生了很多严重问题。先天八卦火为离中虚，卦形为☲。火要烧得旺，应中虚。农村常用的蜂窝煤，为了充分燃烧，就要做成很多中空的蜂窝状。中空部分几乎占全部煤块体积的一半，如果做成实心煤球，一定燃烧不好。农村几十年前家家都用木柴、玉米秆做饭，灶膛中的木柴之间一定要互相架空火才会旺，捆成一捆的木柴难以燃烧。古人对火的卦象表达真是传神。心火亦然。心主神，人心谦虚、包容，虚怀若谷，才能有容乃大，才是有大志之象，成大事之人。火性炎上，人心本易浮躁。先天八卦中水为坎中满，☵，象水之中满趋下，肾水应中满为宜，虚则为病。后天八卦中水火既济卦，就是上为坎水，下为离火，心火下降，肾水上承，水火互济。反之上为离火，下为坎水，为未济之卦。

巨阙，阙为宫之外门，心火由巨阙穴下降。心火下降才能温煦脾土。无此，脾胃之阳、脾胃之动力从何而来？心火下降，温煦肾水，肾得温煦，何来腰背酸楚疼痛。肾水蒸腾而上济心火，心肾相交。心肾交则夜寐，人卧则血归于肝，肝得血则养，肝阳得潜，何来肝火旺而上炎。睡眠佳者，终日心态平和、神清气爽；睡眠差者，来日怎不心肝火旺，烦躁多怒？后天八卦否卦，上为三阳，下为三阴。天阳浮越于上，地阴沉伏于下，阴阳离决，独阴不生，孤阳不生，在人身则心火炎于上，肾水冷于下。治疗失眠的龙骨、牡蛎、磁石，以其重镇潜心火下行。心火下则脾阳温。故健脾仅云苓、白术、党参、怀山吗？知医理，龙牡、磁石皆能健脾，健脾何拘于一药一方。

如何才能使心火下降？根本的方法是"静"。《大学》曰："大学之道，在明明德，在亲民，在止于至善。知止而后有定，定而后能静，静而后能安，安而后能虑，虑而后能得。"知止是提示我们不要贪欲无限，这是首要一条。心主神，神天天外炎于上，任其上炎，如何能心肾相交。

3. 肩井

【穴位定位】在肩上，前直乳中，当大椎与肩峰连线的中点。（图109）

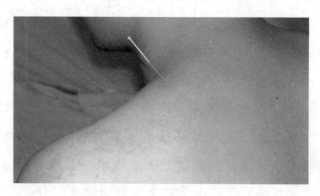

图109 肩井穴

【穴名释义】肩井穴在足少阳胆经上。肩，颈项之下。凹陷深处曰井。此穴在肩部，当缺盆直上，穴居肩上之凹陷，喻经气深聚之所，故名肩井。

【局部解剖】①针刺层次：皮肤—皮下组织—斜方肌—肩胛提肌。②穴区神经、血管：浅层有锁骨上神经内侧支分布；深层有副神经、肩胛背神经和颈横动脉分布，再深层有胸膜顶。（图110）

【主治病症】头项强痛、肩背疼痛、上肢不遂、难产、乳痈、乳汁不下、瘰疬。

【操作方法】直刺0.5~0.8寸，深部正当肺尖，不可深刺，孕妇

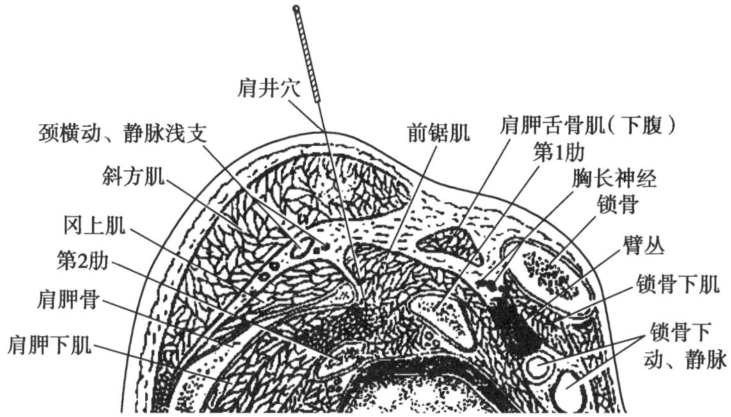

图 110　肩井穴解剖层次图

禁针；可灸。

【临床心得】肩井的进针方向很重要，比进针深度更重要。所有的穴位进针方向都是第一重要的，其次才是进针深度。

肩井的直刺方向是危险的，因为其下是肺尖。正确进针方向是针尖向肩胛冈中点，即向冈下窝中点天宗穴的方向。临床肩井、天宗对刺，接电针，是治疗颈椎病肩胛部症状的常用方法，安全又有效。肩井进针向锁骨窝方向，一般用于乳痈等胸部疾病的治疗。向背侧天宗方向进针，背部肌肉尚较丰厚，有较好的安全深度；针向锁骨前胸方向，肌肉较为单薄，故应特别留意针刺的安全性。

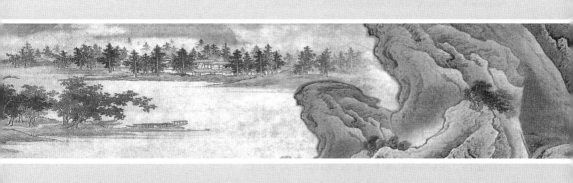

下 篇

"靳三针"主治疾病

一、内科病证

（一）头痛

【定义】头痛是临床常见的自觉症状，可单独出现，亦见于多种疾病的过程中。本节所讨论的头痛，是指因外感六淫、内伤杂病而引起的，以头痛为主要表现的一类病证。

内科常见的头痛，如血管性头痛、紧张性头痛、三叉神经痛、外伤后头痛、部分颅内疾病、神经症及某些感染性疾病、五官科疾病的头痛等，均可参照本节内容辨证施治。

【病因病机】头痛病因不外外感、内伤两大类。头为"诸阳之会""清阳之府"，又为"髓之海"，有赖脏腑阳气、精血充养。故六淫之邪外袭，上犯头脑，邪气稽留，经脉气血不能畅通；或肝阳素盛，化火上冲，肾阴亏虚，水不涵木，风阳上扰，致使头部气血逆乱；或肾精不足，髓海失充，气血两虚，清窍失养；或痰浊，瘀血内留于上，脉络不通，可致头痛。

【临床分型】头痛的部位多在前额、巅顶、一侧额颞，或左或右或呈全头痛而辗转发作。疼痛的性质有昏痛、隐痛、胀痛、跳痛、刺痛或头痛如裂。

十二经脉中，六阳经及足厥阴经循行于头的不同部位，故针灸临床上可将前头痛、偏头痛、后头痛、头顶痛辨位归经为阳明头痛、少阳头痛、太阳头痛和厥阴头痛。

1. 阳明头痛 即前额痛，包括眉棱骨痛和因眼（如青光眼）、鼻（如鼻窦炎）、上牙病引起的疼痛在内。

2. 少阳头痛 即偏头痛，包括耳病引起的疼痛在内。

3. **太阳头痛** 即后枕痛，包括落枕、颈椎病引起的疼痛在内。

4. **厥阴头痛** 即巅顶痛，包括高血压引起的疼痛在内。

5. **全头痛** 即整个头部的疼痛，难以分辨出具体的疼痛部位。

【诊断要点】

1. 以头部疼痛为主要临床表现。

2. 头痛部位可发生在前额、两颞、巅顶、枕项或全头部。疼痛性质可为跳痛、刺痛、胀痛、灼痛、重痛、空痛、昏痛、隐痛等。头痛发作形式可为突然发作，或缓慢起病，或反复发作，时痛时止。疼痛的持续时间可长可短，可数分钟、数小时或数天、数周，甚则长期疼痛不已。

3. 外感头痛者多有起居不慎，感受外邪的病史；内伤头痛者常有饮食、劳倦、房事不节、病后体虚等病史。

4. 血压、血常规、多普勒、脑电图、脑脊液、颅脑 CT 或 MRI 等项检查以明确头痛的病因。如疑为眼、耳、鼻、口腔疾病所导致者，可做五官科相应检查。

【治疗】

1. **靳三针疗法**

主穴：晕痛针。

配穴：阳明头痛，加上星、阳白、攒竹透鱼腰、丝竹空、合谷、内庭；少阳头痛，加丝竹空、角孙、率谷、风池、外关、足临泣；太阳头痛，加天柱、风池、后溪、申脉、昆仑；厥阴头痛，加百会、太冲、行间、太溪、涌泉；全头痛，加百会、头维、阳白、合谷、风池、外关。各部头痛，均可取阿是穴。

2. **其他疗法**

（1）皮肤针：皮肤针重叩印堂、太阳、阿是穴，每次 5~10 分钟，直至出血。适用于风寒湿邪侵袭或肝阳上亢型。

（2）三棱针：头痛剧烈时，取印堂、太阳、百会、大椎、攒竹等穴，以三棱针刺血，每穴 3~5 滴。

（3）电针：取合谷、风池、太阳、阿是穴等，针刺得气后接电针仪，用连续波中强度刺激。适用于气滞血瘀型或顽固性头痛。

（4）耳针：取枕、颞、额、皮质下、肝阳、神门。每次选 2~3 穴，毫针强刺激，留针时间视头痛缓解情况而定；也可用王不留行贴压；顽固性头痛还可以取耳背静脉刺血。

（5）穴位注射：根据中医证型，分别使用柴胡注射液、当归注射液、丹参注射液、川芎注射液、维生素 B_1 或维生素 B_{12} 注射液，常规取 2~3 穴，每穴 0.5ml。

（6）中药疗法：肝阳头痛用天麻钩藤饮加减，以平肝潜阳息风。血虚头痛用加味四物汤加减，以养血滋阴，和络止痛。痰浊头痛用半夏白术天麻汤加减，以健脾燥湿，化痰降逆。肾虚头痛用大补元煎加减，以养阴补肾，填精生髓。瘀血头痛用通窍活血汤加减，以活血化瘀，通窍止痛。

（二）三叉神经痛

【定义】三叉神经痛是以三叉神经分布区出现放射性、烧灼样抽掣疼痛为主症的疾病，是临床上最典型的神经痛。

本病多发于 40 岁以上的女性，有原发性和继发性之分，属于中医"面痛""面风痛""面颊痛"等范畴。

【病因病机】本病多与外感风邪、情志不调、外伤等因素有关。风寒之邪侵袭面部阳明、太阳经脉，寒性收引，凝滞筋脉，气血痹阻；或因风热毒邪侵淫面部，经脉气血阻滞，运行不畅；外伤或情志不调，或久病入络，使气滞血瘀；面部经络气血痹阻，经脉不通，产生面痛。

【临床分型】

1. **风寒证** 有感受风寒史，面痛遇寒则甚、得热则轻，鼻流清涕。苔白，脉浮紧。

2. **风热证** 痛处有灼热感，流涎，目赤流泪。苔薄黄，脉浮数。

3. **气血瘀滞证** 常有外伤史，或病程日久，痛点多固定不移。舌黯或有瘀斑，脉涩。

【诊断要点】

1. 面部疼痛突然发作，呈闪电样、刀割样、针刺样、火灼样剧烈疼痛。

2. 伴面部潮红、流泪、流涎、流涕，面部肌肉抽搐，持续数秒到数分钟，常因说话、吞咽、刷牙、洗脸、冷刺激、情绪变化等诱发。

3. 发作次数不定，间歇期无症状。

【治疗】

1. **靳三针疗法**

主穴：叉三针。

配穴：眼支痛，加丝竹空、阳白；上颌支痛，加颧髎、迎香；下颌支痛，加承浆、颊车；风寒，加列缺，以疏散风寒；风热，加曲池、外关，以疏风清热；气血瘀滞，加内关、三阴交，以活血化瘀。

2. **其他疗法**

（1）皮内针：在面部寻找扳机点，将揿针刺入，外以胶布固定。2~3天更换1次。

（2）刺络拔罐：选颊车、地仓、颧髎，用三棱针点刺，行闪罐法。隔日1次。

（3）耳针：取面颊、额、颌、神门，针刺或埋针。

（三）面瘫

【定义】面瘫是以口角（眼）向一侧歪斜为主症的病证，又称口眼㖞斜。可发生于任何年龄，无明显的季节性，多发病急速，以一侧面部发病多见。

本篇所述为周围性面神经麻痹，常见于贝尔麻痹；亦见于疱疹病毒等引起非化脓性炎症所致，如亨特面瘫。

【病因病机】本病多由正气不足，脉络空虚，风邪乘虚入中面部阳明、少阳经络，气血痹阻，面部经筋失于濡养，以致筋肉失于约束，筋肌弛缓不收所致。另外，情绪波动也是面瘫发生的重要因素。若病久不愈，气血虚损，面部筋肉（肌肉）失去濡养而枯槁萎缩，终致口眼㖞斜难以恢复。

临床仔细问诊，基本上可以发现在面瘫发病前半个月左右，甚至更早，会有一个体质减弱的过程，如慢性腹泻（曾有一个中年人，慢性腹泻半个月，不以为意，未予治疗，之后面瘫）、严重失眠、过度劳累。在这个体质下降的过程中，又感受外邪（感受风吹、雨淋，尤其是夜间睡眠过程中，新陈代谢率低、抵抗力低下的时候外感风寒）。《黄帝内经》所云"正气存内，邪不可干""邪之所凑，其气必虚"，信哉斯言。可见加强日常体质是多么重要。未病先防才是上工，才是最小的付出，避免更大的危害之举。先贤言者谆谆，可惜后人多听者藐藐。

本病发病前3日左右，往往患者有耳后疼痛，痛剧，稍触压痛不可忍。此时如能速刺风池、合谷、翳风、外关，完全可以截断病情的发展，阻止面瘫的发生。病情再发展，会有患侧面部皮肤感觉稍觉迟钝，与健侧面部感觉差异渐渐明显，此时已是风邪入络的开始，灸气海、关元，以补正气，尚能阻邪渐入。但大多数人因为没有医学知识多不能辨别得如此清楚，致贻误治疗，直到面瘫发生。事后回忆，方虑及此。凡病，皆有先兆，能洞察先兆，把握先兆，良工也。可惜，难乎其难！为医易，为良医难，能体察病情、人情，难乎其难矣！

【临床分型】

1. **风寒证**　见于发病初期，面部有受凉史。舌淡、苔薄白，脉浮紧。

2. **风热证**　见于发病初期，多继发于感冒发热。舌红、苔薄黄，脉浮数。

3. **气血不足证**　多见于恢复期或病程较长的患者，肢体困倦无力，面色淡白，头晕。舌淡，脉弱。

【诊断要点】本病西医分型急性期为发病后 10 天左右，其后为恢复期。从本病病因可知，慎避风寒、良好的睡眠、忌食生冷很重要。病人多有外感风寒病史，所以每次治疗结束，病人一定要用大些的口罩遮盖面部，不然面部在走罐、梅花针治疗后腠理开张，重感风寒可能性很大。良好的睡眠是机体自我调整的重要手段，是培育人体阳气的关键，睡眠不佳者，少有体质强健之人。饮食生冷是病人大忌，"病从口入"。它不应只成为名门望族才有能力注意的调养因素，寻常百姓也完全有能力注意，这对于疾病的康复甚为重要。笔者年幼之时，每遇淋雨，妈妈总会马上煮一碗姜汤红糖水给我喝。煮小米粥，一定要加红糖，而不是白糖，而且要趁热喝，而不是冷着吃。这些日常饮食传统历经岁月，在老一辈手中代代传承，维系着我们民族的健康，消除了多少潜在的病患，功德无量。

1. 以口眼㖞斜为主要特点。常在睡眠醒来时发现一侧面部肌肉板滞、麻木、瘫痪，额纹消失，眼裂变大，露睛流泪，鼻唇沟变浅，口角下垂歪向健侧，病侧不能皱眉、皱额、闭目、露齿、鼓腮；部分患者初起时有耳后疼痛，还可出现患侧舌前 2/3 味觉减退或消失，听觉过敏等症。病程迁延日久，可因瘫痪肌肉出现挛缩，口角反牵向患侧，甚则出现面肌痉挛，形成"倒错"现象。

2. 肌电图检查多表现为单相波或无动作电位，多相波减少。

3. 病理学检查示面神经麻痹的早期病变为面神经水肿和脱髓鞘。

【治疗】

1. 靳三针疗法

主穴：面瘫针。

配穴：风寒阻络，加手三针，以祛风散寒；风热袭络，加曲池、内庭，以清散郁热；虚风内动，加太溪、三阴交，以滋养肾阴而息风。

本病治疗，在发病后 3 天左右，可以只用口服药物（中药牵正散等，荆芥 10g、防风 10g、白附子 10g、僵蚕 10g、全蝎 10g、制半夏 10g、细辛 6g^{后下}、炙甘草 6g），不针刺，以避免针刺加重局部水肿。3 天以后，完全可以针刺；6 天之后，加用电针。如果效果理想，可以在 8 天左右结束急性期，进入恢复期。不要小看急性期只减少 4 天左右，这意味着恢复期的时间又多了 4 天。从患者角度想，你就会知道，没有一个病人不想早一天恢复，没有一个病人想多受一天疾病折磨，仁心仁术，体现于兹。

急性期治疗重用外关、合谷等祛邪之穴，恢复期重用补气扶正之穴。正常情况下，进入恢复期 1 周，病情应较迅速地好转。如果发病半个月了，仍疗效不彰，迅速加用扶正之穴，温针灸气海、左天枢，加用足三里，治痿独取阳明，脾胃为后天之本，脾主肌肉。如果眼睑闭合不理想，加用印堂，针尖指向患侧眼内眦。

有了正确的中医临床思维，真正理解了正邪在本病各个阶段的关系，就不会再拘泥于一方一穴的应用，就会发现在本病的各个阶段，都有很多方法可以采用，都会达到预期的良好效果，真正从有为之法，达到无为之法，达到一个相对自由的境界。

本病治疗时间窗非常重要。自发病之时起计算，1 个月以内应能完全治愈。近日有一女性，20 余岁，每周治疗 3 次，共七八次治疗，完全恢复。病程超过 1 个月，疗效已大打折扣，多有遗留症状。病程超过 3 个月，后遗症状基本已无可避免。笔者曾见一名约 10 岁男童，面瘫 6 年，面部肌肉完全萎缩，毫不夸张地说，只有一层皮肤包裹在患侧面部，健侧面肌丰满如圆圆的苹果，患侧和健侧面部对比太鲜明了，完全无法想象差异如此巨大的脸会在同一个孩子身上。这个孩子很坚强，针刺疼痛一声不吭，但终究疗效不佳。每每想到这个孩子，眼前总会浮现对比鲜明的那张小脸，半侧红润如苹果，半侧干枯如骷髅。这个孩子的一生只因为这个小小的疾病，会有多么大的改变，我们医者却束手无策，多么辜负那双求助的眼神，那眼神稚嫩、却已饱受磨砺。

笔者见了不少本病后遗症的患者，无论在国内，还是在北美。笔者总不明白，为何教科书上说本病有自愈性，也就是说，本病可以不经治疗而自愈。在国内，曾很注意寻访这种有自愈病史的患者，从未找到。在北美，更多患者的家庭医生会告诉患者，只回家休息，多喝开水，不用治疗。笔者在诊所非常留心寻访，遗憾的是，只见到了因为不治疗而贻误治疗时机，再也不可能完全治愈，后遗症只能遗留终生的患者。从未有人说过自己得了本病而自愈。所以，用我们的仁心仁术早日治好每一位患者吧，不要再有遗憾才是最现实的，每一个患者都不应成为试验品。

2. 其他疗法

（1）电针法：选上述两穴为 1 组，每次选 1~2 组，采用疏密波，强度以患者面部肌肉微见跳动而能耐受为度。适用于面瘫的中、后期。

（2）皮肤针法：用皮肤针叩刺，以局部微红为度，每日或隔日1次。适用于恢复期及后遗症期。本病皮肤针叩刺方法很重要，有4条叩刺路线：①从承泣、四白、迎香、地仓、大迎、颊车、听宫，沿着足阳明胃经循行路线叩刺，这是面部症状最集中的区域，有穴位处重点叩刺。②从人中环绕口腔轮匝肌到承浆叩刺，这是手阳明大肠经循行路线，尤其口角地仓重点叩刺。③闭目，沿眼睑环一周一圈叩刺，解决眼睑闭合不能的症状。④沿额中线，从发际一侧到眉毛一侧，竖行叩刺，恢复额纹。叩刺力度以局部微红，但没有出血点为宜。平时要加强叩刺训练，保证在任何部位七星针的7个针尖都是全部平行、垂直叩刺到皮肤上。如果7根针的接触面和皮肤不垂直，有些针尖叩刺入皮肤了，有些针尖还没有接触到皮肤，这样就会有出血点。尤其是眼内眦、鼻根内侧，叩刺较难掌握，容易叩刺出血。

叩刺之后，多用走罐疗法。走罐会用按摩油，走罐烧的酒精棉球会污染面部皮肤，如果叩刺有出血点，这些油污就会渗入出血点处的皮肤，很难清除，类似于文身了。每次治疗后如果都遗留几个出血点，就遗留几个"文脸"的小污点。1个月的治疗周期，10余次的针灸火罐、皮肤针治疗，患者面部就可能有明显的"文脸"痕迹，这可是患者的面部，不是其他部位，这种"文脸"是绝不能出现的。

走罐后应用酒精棉球擦去面部按摩油和走罐的污点，这里应注意一个细节，应先点燃要用的酒精棉球，燃烧5秒吹熄，再擦拭患者面部。为何？因为酒精棉球特别凉，面部刚完成走罐、梅花针叩刺，腠理正开，突然用凉的酒精棉球，即为寒凉袭络，而这寒凉，正是本病重要病因所在。这些细节，医生大多未留心，但患者口中不会对医生提意见，可心中冷暖自知。患者深知哪位医生或助手细心，哪个粗心。笔者曾带一个台湾的学生，在一大群跟诊的学生中，这个台湾学生最受患者欢迎，有些患者找借口避免其他学生给他们做梅花针、走罐治疗，宁愿多等时间都要这个台湾学生来做，正是因为这个学生的细心、责任心强。毕业若干年后，这个学生很快被大陆一省级医院聘任为两个科的主任。以他台湾学生的身份，实在难得，亦绝非偶然。

（3）刺络拔罐法：本病急性期，可在大椎刺络拔罐放血。放血疗法是非常重要的中医外治法。放血和砭石，可以说是针刺疗法之祖。放血疗法在几千年中医史中占据了非常重要的地位。梅花针叩刺加火罐相结合的放血疗法较三棱针放血有很多优点：三棱针刺入较深，临床消毒无菌操作要求较严格，梅花针叩刺较表浅，应用更安全；三棱针刺得深，出血量才能较大，梅花针加火罐可以更准确地把握出血量，叩刺的深浅、面积的大小、火罐吸力的大小、吸附时间，都可以调节出血量的大小。所以说梅花针叩刺加火罐是临床很好用的放血疗法。

本病走罐方法如下：面部涂少许按摩油后，闪罐或走罐，从面部中央向耳门方向走罐，从鼻翼到耳门，从地仓到耳门，从前额正中经前额、太阳到耳门。走罐和梅花针，是恢复浅表皮肤感觉障碍很好的方法。

（4）穴位注射法：取穴攒竹、阳白、地仓、颊车、颧髎、下关、牵正等，选用维生素 B_1 或维生素 B_{12} 注射液，每穴注入 0.5ml，每次 3~4 穴。

（5）穴位贴敷法：将马钱子锉成粉末，撒适量于胶布上，然后贴于穴位处，5~7 日换药 1 次。或用蓖麻仁捣烂加少许麝香，取绿豆粒大，贴敷穴位上，每隔 3~5 日更换 1 次。或用白附子研细末，加少许冰片作面饼，贴敷穴位，每日1次。

从本病的详细治疗可以看出，每一种疾病的治疗其实都是一个很精细的过程，临床疗效正是从这一个个精细落实的治疗技术中才能得到。这种精细，来源于医者对疾病的理解，对中医的体悟，对治疗技术每个细节恰如其分的掌握。医术，实在是一门精深而需要终身学习的仁心仁术。愿读者能举一反三。

（四）中风后遗症

【定义】中风是以猝然昏仆，不省人事，半身不遂，口眼㖞斜，语言不利为主症的病证。病轻者可只出现半身不遂及口眼㖞斜症状。

西医学的急性脑血管疾病，包括缺血性中风和出血性中风，如短暂性脑缺血发作、局限性脑梗死、原发性脑出血和蛛网膜下腔出血等，均可参照本节进行辨证论治。

【病因病机】中风的发生，风、火、痰、瘀是其主要病因，病位在脑府，病变涉及心、肝、脾、肾等脏腑。在阴阳失调的情况下，因忧思恼怒，或劳累、房劳等原因，导致风阳扇动，风火相扇，气血上逆；或因恣食厚味、脾虚痰湿内生、化火动风，风阳夹痰上蒙清窍，致脏腑功能失常，阴阳之气逆乱发为闭证；若正气虚衰，可致阴阳离决变生脱证。如风痰流窜经络，气血运行阻滞，则出现经络失常的症状。

【临床分型】

1. **风痰瘀阻证**　口眼㖞斜，舌强语謇或失语，半身不遂，肢体麻木。苔滑腻，舌黯紫，脉弦滑。

2. **气虚络瘀证**　肢体偏枯不用，肢软无力，面色萎黄。舌质淡紫，或有瘀斑，苔薄白，脉细涩或细弱。

3. **肝肾亏虚证**　半身不遂，患肢僵硬，拘挛变形，舌强不语，或偏瘫，肢体肌肉萎缩。舌红脉细，或舌淡红，脉沉细。

【诊断要点】

1. 具有突然昏仆、不省人事、半身不遂、偏身麻木、口眼㖞斜、言语謇涩等特定的临床表现。轻症仅见眩晕、偏身麻木、口眼㖞斜、半身不遂等。

2. 多急性起病，好发于 40 岁以上年龄。

3. 发病之前多有头晕、头痛、肢体一侧麻木等先兆症状。

4. 常有眩晕、头痛、心悸等病史，病发多有情志失调、饮食不当或劳累等诱因。

5. 中风病急性阶段经抢救治疗后，神志渐清，痰火渐平，但有半身不遂、口㖞、语言謇涩或失音等症状时进入中风恢复期。

6. 脑脊液及头颅 CT、MRI 等检查，有助于诊断。

【治疗】

1. 靳三针疗法

主穴：脑三针、颞三针、舌三针、手三针、足三针。

配穴：风痰阻络，针刺丰隆，以化痰息风；气虚血瘀，针刺气海、血海，以益气活血；肝肾亏虚，针刺太溪、风池、肝俞、肾俞，以滋补肝肾、滋阴潜阳。语言障碍，加舌三针、手智针、足智针。

2. 其他疗法

（1）头针法：选顶颞前斜线、顶旁 1 线及顶旁 2 线，选 1.5~2 寸毫针平刺入头皮下，快速捻转 2~3 分钟，每次留针 30 分钟，留针期间反复捻转 2~3 次。行针时和留针后嘱患者活动患侧肢体，此法在半身不遂早期应用疗效更好，留针时间可延长至数小时。

（2）电针法：在患侧上、下肢各选 2 个穴位或面部取 1 对穴位，针刺得气后留针，接通电针仪，采用断续波或疏波，以局部肌肉微颤为度，每次通电 20~30 分钟。本法适用于半身不遂和面瘫。

（3）穴位注射：选取上述四肢穴位 2~4 穴，采用灯盏花注射液或复方当归注射液 2~4ml，每穴注射 1ml，隔日 1 次，10 次为 1 个疗程，疗程结束，停 7~10 天，继续第 2 个疗程。本法适用于半身不遂。

（五）癫痫证

【定义】癫痫证俗称"羊痫疯"，是一种发作性神志异常的疾病，具有突然性、短暂性、反复发作的特点。以突然昏仆，口吐涎沫，两目上视，四肢抽搐，或口有鸣声，醒后神志如常为特征。多与先天因素有关，或有家族遗传史。

本病相当于西医学的癫痫。

【病因病机】本病多与先天因素、七情失调、脑部外伤、饮食失调等有关。母孕受惊，损及胎儿，精伤肾亏；大惊大恐，肝肾受损，阴不敛阳；跌仆撞击，脑窍受损，瘀血阻络；饮食失调，脾胃受损，痰浊内聚，均可使脏气失调，气机逆乱，阳升风动，痰瘀上壅，蒙蔽清窍，走窜经络而发病。病位在脑窍，与心、肝、脾、肾有关。

【临床分型】

1. **风痰闭阻证**　发病前常有眩晕，头昏，胸闷，乏力，痰多，心情不悦。发作呈多样性，或见突然跌倒，神志不清，抽搐吐涎，或伴尖叫与二便失禁，或短暂神志不清，双目发呆，茫然所失，谈话中断，持物落地。舌质红，苔白腻，脉多弦滑有力。

2. **痰火扰神证**　发作时昏仆抽搐，吐涎，或有吼叫，平时急躁易怒，心烦失眠，咯痰不爽，口苦咽干，便秘溲黄，病发后，症情加重，彻夜难眠，目赤。舌红，苔黄腻，脉弦滑而数。

3. **瘀阻脑络证**　平素头晕头痛，痛有定处，常伴单侧肢体抽搐，或一侧面部抽动，颜面口唇青紫。舌质黯红或有瘀斑，舌苔薄白，脉涩或弦。多继发于颅脑外伤、产伤、颅内感染性疾病后，或先天脑发育不全。

4. 心脾两虚证　反复发作，神疲乏力，胸闷气短，失眠多梦，面色苍白，体瘦纳呆，大便溏薄。舌质淡，苔白腻，脉沉细而弱。

5. 心肾亏虚证　发作频繁，心悸，健忘失眠，头晕目眩，两目干涩，面色晦暗，耳轮焦枯不泽，腰膝酸软，大便干燥。舌质淡红，脉沉细而数。

【诊断要点】

1. 任何年龄、性别均可发病，但多在儿童期、青春期或青年期发病，可有家族史，每因惊恐、劳累、情志过极等诱发。

2. 典型发作时突然昏倒，不省人事，两目上视，四肢抽搐，口吐涎沫，或有异常叫声等，或仅有突然呆木，两眼瞪视，呼之不应，或头部下垂，肢软无力，面色苍白等。

3. 局限性发作可见多种形式，如口、眼、手等局部抽搐而无突然昏倒，或凝视，或语言障碍，或无意识动作等。多数在数秒至数分钟即止。

4. 发作前可有眩晕、胸闷等先兆症状。

5. 脑电图在发作期描记到对称性同步化棘波或棘-慢波等阳性表现。

【治疗】

1. 靳三针疗法

主穴：痫三针、手智针。

配穴：风痰闭阻者，配本神、风池、太冲，以化痰息风；痰火扰神者，配行间、合谷，以涤痰降火；心脾两虚者，配心俞、脾俞、足三里，以健脾养心；肝肾阴虚者，配肝俞、肾俞、太溪，以滋阴补肝肾；瘀阻脑络者，配太阳、膈俞，以活血化瘀。

2. 其他疗法

（1）穴位注射法：取足三里、内关、大椎、风池。用维生素 B_1 或维生素 B_{12} 注射液，每穴注射 0.5~1.0ml，每次 2~3 穴，每日 1 次。

（2）耳针：取心、肝、胃、神门、皮质下、脑点。发作时，取 2~3 穴，毫针强刺激，留针 30 分钟，间歇行针。间歇期可用压丸法。

（3）中药疗法：风痰闭阻证用定痫丸加减，以涤痰息风，开窍定痫。痰火扰神证用龙胆泻肝汤合涤痰汤加减，以清热泻火，化痰开窍。瘀阻脑络证用通窍活血汤加减，以活血化瘀，息风通络。心脾两虚证用六君子汤合归脾汤加减，以补益气血，健脾宁心。心肾亏虚证用左归丸合天王补心丹加减，以补益心肾，潜阳安神。

（六）震颤麻痹

【定义】震颤麻痹又称"帕金森病"，属于中医学"颤证""震掉"的范畴。以静止性震颤、肌强直、运动徐缓为主要特征。震颤麻痹是一种常见的中枢神经系统变性的锥体外系疾病。

【病因病机】本病多由肝肾亏虚，气血不足，脾湿痰浊阻滞脉络，经筋失养，虚风内动而致。病位在脑，病变脏腑主要在肝，涉及肾、脾，病性属本虚标实。

【临床分型】

1. 肝肾亏虚型 筋脉拘紧，肌肉强直，动作笨拙，头及四肢震颤（静止时明显，情绪激动时加剧，随意运动时减轻或消失），头晕目眩，耳鸣，失眠或多梦，腰酸肢软，肢体麻木。舌体瘦、质黯红，脉细弦。

2. 气血不足型 筋脉拘紧，肌肉强直，运动减少，肢体震颤，四肢乏力，精神倦怠，头晕目眩，面色无华。舌质黯淡、苔白，脉细无力。

3. 痰浊动风型　筋脉拘紧，肌肉强直，动作困难（震颤时重时轻，常可自我控制），胸脘痞闷，食少腹胀，头晕目眩。舌胖大、质淡、有齿痕、苔腻，脉弦滑。

【诊断要点】

1. 起病隐匿缓慢，多数病人在患病 2 年之后方能明确诊断。

2. 以震颤、肌强直、运动徐缓为三大主症。

震颤多自一侧上肢手部开始，呈"搓丸样"，情绪激动时加重，肢体运动时减轻，睡眠时消失。肌强直可见全身肌肉紧张度增高，被动运动时呈"铅管样强直"，如果同时有震颤则有"齿轮样强直"。

面肌强直使表情和眨眼减少，出现"面具脸"；若舌肌、咽喉肌强直，可表现说话缓慢、吐字含糊不清，严重者可出现吞咽困难。

运动徐缓表现为随意运动启动困难，动作缓慢和活动减少；一旦起步可表现为"慌张步态"；病人因失去联合动作，行走时双手无前后摆动；坐时不易起立，卧时不易翻身；书写时可出现"写字过小症"。

3. 部分病人有其他自主神经症状，如怕热、大量出汗、皮脂溢出、排尿不畅、顽固性便秘等。部分病人还有精神症状，如失眠、情绪抑郁、反应迟钝、智力衰退及痴呆等。

【治疗】

1. 靳三针疗法

主穴：颞三针、脑三针。

配穴：肝肾亏虚，加肝俞、肾俞、三阴交，以补益肝肾；气血不足，加气海、血海、足三里，以益气养血；痰浊动风，加丰隆、中脘、阴陵泉，以化痰通络；震颤甚者加大椎，僵直甚者加大包、期门，以除颤止僵。

2. 其他疗法

（1）电针：头部穴位针刺后选 2~3 对加用电针，用疏密波强刺激 20~30 分钟。

（2）耳针：取皮质下、神门、枕、颈、肘、腕、指、膝，每次选 2~4 穴，以毫针中度刺激；或加用电针；也可用药丸贴压法。

（3）头针：取项中线、顶颞后斜线、顶旁 1 线、顶旁 2 线，动留针 30 分钟左右。

（4）穴位注射：取天柱、大椎、曲池、手三里、阳陵泉、足三里、三阴交、风池等，每次选用 2~3 穴，用芍药甘草注射液或当归注射液、丹参注射液、黄芪注射液等，也可用 10% 葡萄糖注射液，每穴注入药液 0.5~2ml。

（七）痴呆

【定义】 痴呆又称"呆病""痴证"，是以呆傻愚笨、智能低下、善忘等为主要临床表现的一种神志异常的疾病。

本节以讨论成年人痴呆为主。血管性痴呆、早老性痴呆及脑外伤、脑炎、癫痫、中毒等所致的痴呆，均可参照本病治疗。

【病因病机】 肝肾亏虚，精血不足，使髓海空虚，神明失用；或脾失健运，痰浊内生，上蒙清窍；或脏气虚衰，运血无力，瘀血阻滞脑络所致。本病病位在脑，涉及五脏，尤与肾、脾、心、肝有关，病性为虚实夹杂证，以虚为本，以实为标，基本病机是髓海不足，神机失用。

【临床分型】

1. 肝肾亏虚证 记忆力减退，暴发性哭笑，易怒，易狂，伴有头昏眩晕、手足发麻、震颤、失眠，重者发作癫痫。舌质红，苔薄黄，脉弦数。

2. 气血不足证　行为表情失常，终日不言不语，或忽笑忽歌，喜怒无常，记忆力减退甚至丧失，步态不稳，面色淡白，气短乏力。舌淡、苔白，脉细弱无力。

3. 痰浊蒙窍证　表情呆钝，智力衰退，或哭笑无常，自语，或终日无语，呆若木鸡，伴不思饮食，脘腹胀痛，痞满不适，口多涎沫，头重如裹。舌质淡，苔白腻，脉滑。

4. 瘀血内阻证　表情迟钝，言语不利，易惊恐，或思维异常，行为古怪，伴肌肤甲错，口干不欲饮，双目晦暗。舌质黯或有瘀点、瘀斑，脉细涩。

【诊断要点】

1. 以记忆力减退，记忆近事及远事的能力减弱，判定认知人物、物品、时间、地点能力减退，计算力与识别空间位置结构的能力减退，理解别人语言和有条理地回答问题的能力障碍等为主症。伴性情孤僻，表情淡漠，语言重复，自私狭隘，顽固固执，或无理由地欣快，易于激动或暴怒。其抽象思维能力下降，不能解释或区别词语的相同点和不同点，道德伦理缺乏，不知羞耻，性格特征改变。

2. 起病隐匿，发展缓慢，渐进加重，病程一般较长。但也有少数病例发病较急。患者可有中风、头晕、外伤等病史。

3. 相关检查　CT、MRI、脑电图、躯体感觉诱发电位、血脂、血液流变学检查、免疫学检查、血糖测定、脑血流量测定等均有助于鉴别诊断。

【治疗】

1. 靳三针疗法

主穴：颞三针、四神针、脑三针、智三针。

配穴：肝肾阴虚，加肝俞、三阴交，以补益肝肾；气血虚弱，加气海、膈俞，以益气养血；痰浊中阻，加丰隆、中脘，以化痰通络；瘀血阻络，加膈俞、委中，以活血化瘀；语言障碍，加舌三针。

2. 其他疗法

（1）头针法：选顶中线、顶颞前斜线、顶颞后斜线，常规治疗或用电针刺激，留针 40 分钟。

（2）耳针法：选皮质下、额、枕、颞、心、肝、肾、内分泌、神门，每次以 3～4 穴，毫针轻刺激，或用耳穴压丸法。

（3）穴位注射法：选风府、风池、肾俞、足三里、三阴交，用复方当归或丹参注射液，或用胞二磷胆碱，或用乙酰谷酰胺注射液，每穴注入药液 0.5～1ml，隔日 1 次。

（八）单纯性肥胖症

【定义】单纯性肥胖症是指无明显内分泌-代谢原因，且排除因水钠潴留或肌肉发达等因素引起实际体重超过标准体重 20% 以上的一种疾患。

【病因病机】西医学按发病年龄和脂肪组织病理分为体质性肥胖和获得性肥胖。体质性肥胖与遗传有关，且营养过度，幼年起即有肥胖，全身脂肪细胞增生肥大；获得性肥胖多自青少年时代因营养过度、活动减少等因素发病。

中医学认为，本病多因年老体弱、过食肥甘、缺乏运动、先天禀赋等导致气虚阳衰、痰湿瘀滞形成。病机总属阳气虚衰、痰湿偏盛。脾气虚弱则运化转输无力，水谷精微失于输布，化为膏脂和水湿，留滞体内而致肥胖；肾阳虚衰，则血液鼓动无力，水滴失于蒸腾气化，致血行迟缓，水湿内停，而成肥胖。

【临床分型】

1. 胃热滞脾证 多食，消谷善饥，形体肥胖，脘腹胀满，面色红润，心烦头昏，口干口苦，胃脘灼痛，嘈杂，得食则缓。舌红苔黄腻，脉弦滑。

2. 痰湿内盛证 形盛体胖，身体重着，肢体困倦，胸膈痞满，痰涎变盛，头晕目眩，口干而不欲饮，嗜食肥甘醇酒，神疲嗜卧。苔白腻或白滑，脉滑。

3. 脾虚不运证 肥胖臃肿，神疲乏力，身体困重，胸闷脘胀，四肢轻度浮肿，晨轻暮重，劳累后明显，饮食如常或偏少，既往多有暴饮暴食史，小便不利，便溏。舌淡胖、边有齿印，苔薄白或白腻，脉濡细。

4. 脾肾阳虚证 形体肥胖，颜面虚浮，神疲嗜卧，气短乏力，腹胀便溏，自汗气喘，动则更甚，形寒肢冷，下肢浮肿，尿昼少夜频。舌淡胖，苔薄白，脉沉细。

【诊断要点】

1. 符合中国"肥胖问题工作组"提出的适合我国成人的肥胖标准：正常体重指数［体重（kg）／身高^2（m^2）］是 18.5～22.9，大于或等于 23 为超重；大于或等于 28 可诊断为肥胖。男性腰围大于或等于 85cm、女性腰围大于或等于 80cm 为腹部肥胖标准。

2. 无明显内分泌-代谢原因，且排除因水钠潴留或肌肉发达等因素。

【治疗】

1. 靳三针疗法

主穴：肥三针、脂三针。

配穴：胃肠腑热，加合谷、曲池、天枢，以清泻胃肠；脾胃虚弱，加脾俞，以健脾利湿；真元不足，加肾俞、关元，以益肾培元；少气懒言，加太白、气海，以补中益气；心悸，加神门、心俞，以宁心安神；胸闷，加膻中、内关，以宽胸理气；嗜睡，加照海、申脉，以调理阴阳。

2. 其他疗法

（1）耳针：取口、胃、脾、肺、三焦、内分泌、皮质下等穴。每次选 1~5 穴，毫针浅刺，中等强度刺激，留针 30 分钟，每日或隔日 1 次；或用埋针法、药丸贴压法，留置和更换时间视季节而定，期间嘱患者餐前或有饥饿感时，自行按压穴位 2~3 分钟，以增强刺激。

（2）中药疗法：胃热滞脾证用小承气汤合保和丸加减，以清胃泻火。痰湿内盛证用导痰汤加减，以燥湿化痰、理气消痞。脾虚不运证用参苓白术散合防己黄芪汤加减，以健脾益气、利水渗湿。脾肾阳虚证用真武汤合苓桂术甘汤加减，以温补脾肾、利水化饮。

（九）不寐

【定义】不寐常称为"失眠""不得卧"等，是以经常不能获得正常睡眠为特征的一类病证，主要表现为入睡困难，或睡眠时间不足，或睡眠不深，严重者彻夜不眠。

本病可见于西医学的神经衰弱等症。

【病因病机】本证与情志、饮食、劳倦、体虚等因素有关。属于实者，或情志不遂，郁而化火，邪火扰动心神；或饮食不节，宿食停滞，浊气上扰心神。属于虚者，或思虑劳倦，内伤心脾，气血虚弱；或房劳体虚，肾阴耗伤，水火不济；或暴受惊吓，心胆气虚，神魂不安。基本病机是心神被扰或心神失养，神不安宁，病位在心，与肝、脾、肾密切相关。

【临床分型】

1. 心脾两虚型 多梦易醒，伴心悸、健忘、头晕目眩、神疲乏力、面色不华。舌淡、苔白，脉细弱。

2. 心胆气虚型 心悸胆怯，善惊多恐，夜寐多梦易惊。舌淡、苔薄，脉弦细。

3. **阴虚火旺型** 心烦不寐，或时寐时醒，手足心热，头晕耳鸣，心悸，健忘，颧红潮热，口干少津。舌红、苔少，脉细数。

4. **肝郁化火型** 心烦不能入睡，烦躁易怒，胸闷胁痛，头痛眩晕，面红目赤，口苦，便秘尿黄。舌红、苔黄，脉弦数。

5. **痰热内扰型** 睡眠不安，心烦，胸闷脘痞，口苦痰多，头晕目眩。舌红、苔黄腻，脉滑数。

【诊断要点】

1. 轻者入睡困难或睡而易醒，醒后不能入睡，连续 3 周以上；重者彻夜难眠。

2. 常伴有头痛、头昏、健忘、神疲乏力、心神不宁、多梦等症。

3. 本病证常有饮食不节、情志失常、劳倦、思虑过度、体虚等病史。

4. 经神经系统及实验室检查，未发现有妨碍睡眠的其他器质性病变。多导睡眠图示平均睡眠潜伏期时间大于 30 分钟，或实际睡眠时间每夜不足 6.5 小时，或觉醒时间每夜超过 30 分钟。

【治疗】

1. **靳三针疗法**

主穴：手智针、智三针。

配穴：心脾两虚，加心俞、脾俞、三阴交，以补益心脾、益气养血；心胆气虚，加心俞、胆俞、丘墟，以补心壮胆、安神定志；阴虚火旺，加太溪、太冲、涌泉，以滋阴降火、宁心安神；肝郁化火，加行间、太冲、风池，以平肝降火、解郁安神；痰热内扰，加中脘、丰隆、内庭，以清热化痰、和胃安神。

2. **其他疗法**

（1）皮肤针：用皮肤针轻叩印堂、百会、颈项部及腰背部背俞穴，每次 5~10 分钟，以局部皮肤潮红为度，每日 2 次。

（2）耳针：取心、脾、神门、皮质下、交感，每次选 2~3 穴，轻刺激，留针 30 分钟，每日 1 次。

（3）中药疗法：心脾两虚用归脾丸，以补益心脾，养血安神。心胆气虚用安神定志丸合酸枣仁汤加减，以益气镇惊，安神定志。阴虚火旺用六味地黄丸合交泰丸加减，以滋阴降火，交通心肾。肝郁化火用龙胆泻肝汤加减，以疏肝泻火，镇心安神。痰热内扰用黄连温胆汤加减，以清化痰热，和中安神。

（十）眩晕

【定义】眩晕是自觉头晕眼花、视物旋转动摇的一种症状。轻者发作短暂，平卧闭目片刻即安；重者如乘坐舟车，旋转起伏不定，以致难于站立，恶心呕吐；或时轻时重，兼见他证而迁延不愈，反复发作。

本证常见于西医学的脑血管疾病、高血压、贫血、耳源性眩晕、颈椎病等疾病。

【病因病机】眩晕起因多与忧郁恼怒、恣食厚味、劳伤过度等有关。其属于实者，或情志不舒，气郁化火，风阳升动，清窍被扰；或恣食肥甘厚味，脾失健运，痰湿中阻，清阳不升，浊阴上蒙清窍，导致眩晕。其属于虚者，或素体薄弱、病后体虚，气血不足，清窍失养；或过度劳伤，肾精亏耗，脑髓不充，导致眩晕。总之，眩晕的发生，病因主要为风、痰、虚三者，病机不越清窍被扰、被蒙和失养三条，病位主要在脑髓清窍。

【临床分型】

1. **肝阳上亢证** 眩晕，耳鸣，头目胀痛，口苦，失眠多梦，因郁怒而加重，甚则仆倒，颜面潮红，急躁易怒，肢麻震颤。舌红苔黄，脉弦或数。

2. **气血亏虚证** 眩晕动则加剧，劳累即发，面色苍白，神疲乏力，倦怠懒言，唇甲不华，发色不泽，心悸少寐，纳少腹胀。舌淡苔薄白，脉细弱。

3. **肾精不足证** 眩晕日久不愈，精神萎靡，腰酸膝软，少寐多梦，健忘，两目干涩，视力减退；或遗精、滑泄，耳鸣齿摇或颧红咽干，五心烦热。舌红少苔，脉细数；或面色㿠白，形寒肢冷。舌淡嫩，苔白，脉弱尺甚。

4. **痰湿中阻证** 眩晕，头重昏蒙，或伴视物旋转，胸闷恶心，呕吐痰涎，食少多寐。舌苔白腻，脉滑。

【诊断要点】

1. 头晕目眩，视物旋转，轻者闭目即止，重者如坐车船，甚则仆倒。

2. 严重者可伴有头痛、项强、恶心呕吐、眼球震颤、耳鸣耳聋、汗出、面色苍白等表现。

3. 多有情志不遂、年高体虚、饮食不节、跌仆损伤等病史。

4. 查血压、心电图、超声心动、眼底、肾功能等，有助于明确诊断高血压及高血压危象和低血压。颈椎 X 线片、经颅多普勒检查有助于诊断椎-基底动脉供血不足、颈椎病、脑动脉硬化，必要时做 CT 及 MRI 以进一步明确诊断。检查电测听、脑干诱发电位等有助于诊断梅尼埃综合征。血常规及血液系统检验有助于诊断贫血。

【治疗】

1. **靳三针疗法**

主穴：晕痛针、定神针。

配穴：肝阳上亢，加侠溪、太溪，以滋阴潜阳；痰湿中阻，加中脘、丰隆、阴陵泉，以祛湿化痰；气血不足，加气海、脾俞、胃俞，以益气养血；肾精亏虚，加太溪、悬钟、三阴交，以补肾养精。

2. 其他疗法

（1）耳针法：选肾上腺、皮质下、脑、神门、内耳，毫针刺或用王不留行贴压。

（2）头针法：选顶中线，沿头皮刺入，快速捻转，每日1次，每次留针30分钟。

（3）中药疗法：肝阳上亢证用天麻钩藤饮加减，以平肝潜阳，清火息风。气血亏虚证用归脾汤加减，以补益气血，调养心脾。肾精不足证用归脾汤加减，以滋养肝肾，益精填髓。痰湿中阻证用半夏白术天麻汤加减，以化痰祛湿，健脾和胃。

（十一）咳嗽

【定义】咳嗽是肺系疾病的主要症状。"咳"指有声无痰，"嗽"指有痰无声，临床一般声痰并见，故并称咳嗽。

常见于西医学的上呼吸道感染，急、慢性支气管炎，支气管扩张等。

【病因病机】根据发病原因，可分为外感咳嗽和内伤咳嗽两大类。外感咳嗽，由外邪侵袭引起，风寒、风热之邪从口鼻、皮毛而入，肺系受邪，肺失宣肃，肺气上逆而致咳嗽。内伤咳嗽，多因脏腑功能失调所致，或肺阴亏损，失于清润，肃降无权；或脾虚失运，聚湿生痰，上渍于肺，肺气不宣；或肝气郁结，气郁化火，火盛灼肺，肺失清肃；或肾虚摄纳无权，肺气上逆，均可导致咳嗽。病位在肺，与肝、脾、肾关系密切，基本病机是肺失宣肃，肺气上逆。咳嗽虽分内因、外因，但可互相影响为病，外邪迁延日久，可转为内伤咳嗽；肺虚卫外不固，则易感外邪引发咳嗽，故两者常互为因果。

【临床分型】

1. 外感咳嗽　起病较急，病初干咳，咽喉或痒或痛，数日后咯出少量黏痰或稀痰。可伴有发热、恶寒、流涕、头身酸痛等表证。

（1）风寒束肺：咳嗽白痰，鼻塞流涕，恶寒发热，头痛，全身酸痛。舌淡、苔薄白，脉浮紧。

（2）风热犯肺：咳嗽黄痰，痰稠难以咳出，口干咽痛，头痛身热。舌尖红、苔薄黄，脉浮数。

（3）燥热伤肺：干咳无痰或痰少而黏，甚则痰中带血，咯痰不爽，鼻燥咽干，胸闷而痛，头痛发热，便干尿赤。舌红少津、苔薄白，脉细数。

2. 内伤咳嗽　病程较长，反复咳嗽、咯痰，或伴有喘息。一般秋冬加重，春夏减轻，甚者常年咳嗽不断，发为咳喘重症。

（1）痰湿阻肺：咳嗽痰多，色白，呈泡沫状，易于咯出，咳声重浊，胸部满闷或喘促短气，纳呆腹胀。舌淡、苔白腻，脉濡滑。

（2）肺肾阴虚：干咳无痰或少痰，痰黏带血，口干咽燥，五心烦热，潮热盗汗，形体消瘦。舌红、少苔，脉细数。

（3）脾肾阳虚：咳嗽气喘，动则尤甚，痰液清稀，面色淡白，形寒肢冷，或肢体浮肿，小便不利。舌淡、苔薄白微腻，脉沉细。

（4）肝火灼肺：咳嗽气逆，阵阵而作，痰少而黏，咯吐不易，甚则痰中带血，胁肋胀痛，咽喉干痒，目赤口苦，便秘尿赤。舌边尖红、苔薄黄，脉弦数。

【诊断要点】

1. 临床以咳嗽、咯痰为主要表现。

2. 应询查病史的新久、起病的缓急，是否兼有表证，判断外感和内伤。外感咳嗽，起病急，病程短，常伴有肺卫表证。内伤咳嗽，常反复发作，病程长，多伴有其他兼证。同时，应根据咳嗽的声音、咯痰的特点鉴别寒热虚实。

3. 血常规、血沉、痰培养、胸片等检查可协助诊断。

【治疗】

1. 靳三针疗法

主穴：背三针。

配穴：风寒束肺，加手三针，以祛风宣肺；风热犯肺，加大椎、曲池、尺泽，以祛风清热；燥热伤肺，加太溪、照海，以润燥止咳；痰湿阻肺，加足三里、丰隆，以化痰止咳；肝火灼肺，加行间、鱼际，以泻肝清肺；肺肾阴虚，加肾俞、膏肓、太溪，以滋阴降火；脾肾阳虚，加脾俞、肾俞、关元、足三里，以培补脾肾；胸痛，加膻中，以宽胸理气；胁痛，加阳陵泉，以疏利少阳；咽喉干痒，加照海，以滋阴利咽；痰中带血，加孔最，以清肺止血；盗汗，加阴郄，以滋阴敛汗；肢体浮肿、小便不利，加阴陵泉、三阴交，以健脾利湿。

2. 其他疗法

（1）耳针：取肺、脾、肾、气管、神门、肾上腺、皮质下，每次选2~3穴，毫针刺，外感者用较强刺激，内伤者用弱刺激。也可用贴压法。

（2）拔罐法：取肺俞、大椎、风门、膏肓，留罐10~15分钟，多用于风寒束肺证。

（3）穴位注射法：选定喘、大杼、风门、肺俞，用维生素 B_1 注射液等药物，每穴注入0.5~1.0ml。外感咳嗽者，每日或隔日1次；内伤咳嗽者，每周2次。

（4）穴位贴敷法：选肺俞、定喘、风门、膻中、丰隆，用白芥子、甘遂、细辛、延胡索、肉桂、天南星等制成膏药，贴在穴位上，每次3~4穴，3天更换1次，5次为1个疗程。

（十二）哮喘

【定义】哮喘是一种常见的反复发作性疾患。临床以呼吸急促，喉间哮鸣，甚则张口抬肩、不能平卧为主症。哮与喘同样会有呼吸急促的表现，但症状表现略有不同。"哮"是呼吸急促，喉间有哮鸣音；"喘"是呼吸困难，甚则张口抬肩。临床所见哮必兼喘，喘未必兼哮。两者每同时举发，其病因病机也大致相同。

本病一年四季均可发病，尤以寒冷季节和气候急剧变化时发病较多。男女老幼皆可罹患。哮喘多见于西医学的支气管哮喘、喘息型慢性支气管炎、心源性哮喘等。

【病因病机】本病的基本病因为痰饮内伏，遇感诱发。若脏腑功能失调，肺不能布散津液，脾不能运化水津，肾不能蒸化水液，均可以凝聚成痰。小儿每因反复感受时邪而引起；成年人多由久病咳嗽而形成。脾失健运，聚湿生痰，或偏嗜咸味、肥腻或进食虾蟹鱼腥，以及情志、劳倦等，均可引动蕴伏在肺之痰饮，痰饮阻塞气道，肺气升降失常，而发为痰鸣哮喘。发作期气阻痰壅，阻塞气道，表现为邪实证；如反复发作，必致肺气耗损，久则累及脾肾，故在缓解期多见虚象。病位在肺，与脾、肾有关，基本病机是痰气搏结，壅阻气道，肺失宣降。

【临床分型】

1. **寒饮伏肺证** 喉中哮鸣如水鸡声，呼吸急促，喘憋气逆，胸膈满闷如塞，咳不甚，痰少咯吐不爽，色白而多泡沫，口不渴或渴喜热饮，形寒怕冷，天冷或受寒易发，面色青晦。舌苔白滑，脉弦紧或浮紧。

2. **痰热壅肺证** 喉中痰鸣如吼，喘而气粗息涌，胸高胁胀，咳呛阵作，咯痰色黄或白，稠厚，排吐不利，口渴喜饮，汗出，面赤，或有身热，甚至有好发于夏季者。舌苔黄腻，质红，脉滑数或弦滑。

3. 肺脾气虚证 气短声低，喉中时有轻度哮鸣，痰多质稀，色白，自汗，怕风，常易感冒，倦怠无力，食少便溏。舌质淡，苔白，脉细弱。

4. 肺肾两虚证 短气息促，动则为甚，吸气不利，咯痰起沫，脑转耳鸣，腰酸腿软，心慌，不耐劳累；或五心烦热，颧红，口干。舌质红少苔，脉细数；或畏寒肢冷，面色苍白。舌淡苔白，质胖，脉沉细。

【诊断要点】

1. 多与先天禀赋有关，家族中可有哮病史。常由气候突变，饮食不当，情志失调，劳累等诱发。

2. 呈反复发作性。

3. 发时常多突然，可见鼻痒、喷嚏、咳嗽、胸闷等先兆。喉中有明显哮鸣声，呼吸困难，不能平卧，甚至面色苍白，唇甲青紫，约数分钟、数小时后缓解。

4. 平时可一如常人，或稍感疲劳、纳差。但病程日久，反复发作，导致正气亏虚，可常有轻度哮鸣，甚至在大发作时持续难平，出现喘脱。

5. 血中嗜酸性粒细胞计数增高，如并发感染可有白细胞总数增高，中性粒细胞比例增高。外源性者血清 IgE 值增加显著，痰检有大量嗜酸性粒细胞。肺功能检查，发作期有关呼吸流速的全部指标均显著下降，重症哮喘气道阻塞严重，可使二氧化碳潴留。表现为呼吸性酸中毒。胸部 X 线检查，发作时可见两肺透亮度增加，呈过度充气状态，并发呼吸道感染可见肺纹理增加及炎性浸润阴影。

【治疗】

1. 靳三针疗法

主穴：背三针。

配穴：寒饮伏肺，加太渊，以疏风宣肺；痰热壅盛，加大椎、曲池、太白，以清化痰热；肺脾气虚，加脾俞、足三里，以培土生金；肺肾阴虚，加肾俞、关元、太溪，以滋肾益肺；潮热盗汗，加阴郄、复溜，以滋阴敛汗。

2. 其他疗法

（1）耳针法：选平喘、下屏尖、肺、神门、皮质下，每次取2~3穴，毫针刺，用中、强刺激，适用于哮喘发作期。

（2）穴位贴敷法：选肺俞、膏肓、膻中、定喘，用白芥子30g、甘遂15g、细辛15g共为细末，用生姜汁调药粉成糊状，制成药饼如蚕豆大，敷于穴位上，用胶布固定。贴30~60分钟后取掉，局部有红晕微痛为度。若起疱，消毒后挑破，涂甲紫溶液。

（3）电针法：选肺俞、列缺、定喘、丰隆，每次选2~3对，用疏密波，通电30分钟。多用于哮喘发作期。

（4）灸法：选肺俞、膏肓、脾俞、肾俞，隔姜灸，每次灸3~5壮，以皮肤潮红为度，每日1次。在三伏天治疗。

（5）穴位割治法：选膻中穴，常规消毒后，局部浸润麻醉，切开穴位1cm，割去皮下脂肪，缝合后，外用消毒敷料固定即可。每10~15天做1次，一般做1~2次。

（6）中药疗法：寒饮伏肺证用射干麻黄汤或小青龙汤加减，以宣肺散寒，化痰平喘。痰热壅肺证用定喘汤或越婢加半夏汤加减，以清热宣肺，化痰平喘。肺脾气虚证用六君子汤加减，以健脾益气，补土生金。肺肾两虚证用生脉地黄汤合金水六君煎加减，以补肺益肾。

（十三）胃脘痛

【定义】胃脘痛是以上腹胃脘部近心窝处疼痛为主症的病证。

西医学中的急性胃炎、慢性胃炎、胃溃疡、十二指肠溃疡、功能性消化不良、胃黏膜脱垂等病，以上腹部疼痛为主要症状者，均可参考本节进行辨证论治。

【病因病机】胃痛的发生，主要由外邪犯胃、饮食伤胃、情志不畅和脾胃素虚等，导致胃气郁滞，胃失和降，不通则痛。

【临床分型】

1. **寒邪客胃证** 胃痛暴作，恶寒喜暖，得温痛减，遇寒加重，口淡不渴，或喜热饮。舌淡，苔薄白，脉弦紧。

2. **饮食伤胃证** 胃脘疼痛，胀满拒按，嗳腐吞酸，或呕吐不消化食物，其味腐臭，吐后痛减，不思饮食，大便不爽，得矢气及便后稍舒。舌苔厚腻，脉滑。

3. **肝气犯胃证** 胃脘胀痛，痛连两胁，遇烦恼则痛作或痛甚，嗳气、矢气则痛舒，胸闷嗳气，喜长叹息，大便不畅。舌苔多薄白，脉弦。

4. **瘀血停胃证** 胃脘疼痛，如针刺，似刀割，痛有定处，按之痛甚，痛时持久，食后加剧，入夜尤甚，或见吐血黑便。舌质紫黯或有瘀斑，脉涩。

5. **胃阴亏耗证** 胃脘隐隐灼痛，似饥而不欲食，口燥咽干，五心烦热，消瘦乏力，口渴思饮，大便干结。舌红少津，脉细数。

6. **脾胃虚寒证** 胃痛隐隐，绵绵不休，喜温喜按，空腹痛甚，得食则缓，劳累或受凉后发作或加重，泛吐清水，神疲纳呆，四肢倦怠，手足不温，大便溏薄。舌淡，苔白，脉虚弱或迟缓。

【诊断要点】

1. 上腹近心窝处胃脘部发生疼痛为特征，其疼痛有胀痛、刺痛、隐痛、剧痛等不同的性质。

2. 常伴食欲不振、恶心呕吐、嘈杂泛酸、嗳气吞腐等上消化道症状。

3. 以中青年居多，多有反复发作病史，发病前多有明显的诱因，如天气变化、恼怒、劳累、暴饮暴食、饥饿、进食生冷干硬辛辣或醇酒，或服用有损脾胃的药物等。

4. 电子胃镜或纤维胃镜、上消化道钡餐造影、B 超、CT、幽门螺杆菌（Hp）、胆红素、转氨酶、淀粉酶化验等检查可协助诊治。

【治疗】

1. 靳三针疗法

主穴：胃三针。

配穴：寒邪犯胃，加神阙、梁丘，以散寒止痛；饮食停滞，加梁门、建里，以消食导滞；肝气犯胃，加期门、太冲，以疏肝理气；胃阴不足，加胃俞、太溪、三阴交，以滋阴养胃；瘀血停滞，加膈俞、阿是穴，以化瘀止痛；脾胃虚寒，加神阙、气海、脾俞、胃俞，以温中散寒。

2. 其他疗法

（1）穴位注射法：根据中医辨证，分别选用当归注射液、丹参注射液、参附注射液或生脉注射液等，也可选用维生素 B_1 或维生素 B_{12} 注射液，按常规取 2~3 穴，每穴注入药液 2~4ml。

（2）指针：取中脘、至阳、足三里等穴，用双手拇指或中指点压、按揉，力度以患者能耐受为度，同时令患者行缓慢腹式呼吸，连续按揉 3~5 分钟即可止痛。

（3）耳针：取胃、十二指肠、脾、肝、神门、交感，每次选用 3~5 穴，毫针浅刺，留针 30 分钟；也可用王不留行贴压。

（4）兜肚法：取艾叶 30g，荜茇、干姜各 15g，甘松、细辛、肉桂、吴茱萸、元胡、白芷各 10g，大茴香 6g。共研为细末，用柔软棉布摺成直径 15cm 的肚兜形状，将上药末均匀放入，紧密缝好，日夜兜于中脘穴或疼痛处。适用于脾胃虚寒胃痛。

（5）中药疗法：寒邪客胃证用香苏散合良附丸加减，以温胃散寒，行气止痛。饮食伤胃证用保和丸加减，以消食导滞，和胃止痛。肝气犯胃证用柴胡疏肝散加减，以疏肝解郁，理气止痛。瘀血停胃证用失笑散合丹参饮加减，以化瘀通络，理气和胃。胃阴亏耗证用一贯煎合芍药甘草汤加减，以养阴益胃，和中止痛。脾胃虚寒证用黄芪建中汤加减，以温中健脾，和胃止痛。

（十四）阳痿

【定义】阳痿又称"阴痿"，是指男子未到性功能衰退年龄，出现性生活中阴茎不能勃起或勃起不坚，影响正常性生活的病症。

阳痿常见于西医学的男子性功能障碍及某些慢性虚弱疾病之中。

【病因病机】本病的病因主要有劳伤久病，饮食不节，七情所伤，外邪侵袭。基本病机为肝、肾、心、脾受损，经脉空虚，或经络阻滞，导致宗筋失养而发为阳痿。

【临床分型】

1. **命门火衰证**　阳事不举，或举而不坚，精薄清冷，神疲倦怠，畏寒肢冷，面色㿠白，头晕耳鸣，腰膝酸软，夜尿清长。舌淡胖，苔薄白，脉沉细。

2. **心脾亏虚证**　阳事不举，心悸，失眠多梦，神疲乏力，面色萎黄，食少纳呆，腹胀便溏。舌淡，苔薄白，脉细弱。

3. **肝郁不舒证**　阳事不起，或起而不坚，心情抑郁，胸胁胀痛，脘闷不适，食少便溏。苔薄白，脉弦。

4. **惊恐伤肾证** 阳痿不振，心悸易惊，胆怯多疑，夜多噩梦，常有被惊吓史。苔薄白，脉弦细。

5. **湿热下注证** 阴茎痿软，阴囊潮湿，痛痒腥臭，睾丸坠胀作痛，小便赤涩灼痛，胁胀腹闷，肢体困倦，泛恶口苦。舌红苔黄腻，脉滑数。

【**诊断要点**】

1. 成年男子性交时，阴茎不能勃起，或举而不坚，或坚而不久，无法进行正常性生活。但须除外阴茎发育不良引起的性交不能。

2. 常有神疲乏力，腰酸膝软，畏寒怕冷，夜寐不安，精神苦闷，胆怯多疑，小便不畅，滴沥不尽等症。

3. 本病常有房劳过度，手淫频繁，久病体弱，或有消渴、惊悸、郁证等病史。

【**治疗**】

1. **靳三针疗法**

主穴：阳三针。

配穴：命门火衰，加命门、志室、中极，以温肾助阳；心脾两虚，加心俞、脾俞、足三里，以补益心脾；肝郁不舒，加期门、太冲，以行气解郁；惊恐伤肾，加命门、百会、神门，以交通心肾、安神定志；湿热下注，加阴陵泉透阳陵泉、曲骨，以清利湿热。

2. **其他疗法**

（1）穴位注射法：取关元、中极、肾俞，每次选2穴，注入维生素 B_1 注射液 150mg 加维生素 B_{12} 注射液 0.1mg，每日1次。

（2）中药疗法：命门火衰证用赞育丸加减，以温肾助阳。心脾亏虚证用归脾汤加减，以补益心脾。肝郁不舒证用逍遥散加减，以行气解郁。惊恐伤肾证用启阳娱心丹加减，以交通心肾、安神定志。湿热下注证用龙胆泻肝汤加减，以清利湿热。

二、骨外科病证

（一）颈椎病

【定义】颈椎病又称"颈椎综合征"，是增生性颈椎炎、颈椎间盘脱出以及颈椎间关节、韧带等组织的退行性改变刺激和压迫颈神经根、脊髓、椎动脉和颈部交感神经等而出现的一系列综合症候群。好发于40~60岁中老年人。

【病因病机】西医认为本病是由于颈椎间盘慢性退变（髓核脱水、弹性降低、纤维环破裂等）、椎间隙变窄、椎间孔相应缩小、椎体后缘唇样骨质增生等压迫和刺激颈脊髓、神经根及椎动脉而致。

中医认为本病因年老体衰、肝肾不足、筋骨失养；或久坐耗气，劳损筋肉；或感受外邪，客于经脉；或扭挫损伤，气血瘀滞，经脉痹阻不通所致。

【临床分型】

1. **风寒痹阻型**　夜寐露肩或久卧湿地而致颈强脊痛，肩臂酸楚，颈部活动受限，甚则手臂麻木发冷，遇寒加重。或伴形寒怕冷、全身酸楚。舌苔薄白或白腻，脉弦紧。

2. **劳伤血瘀型**　有外伤史或久坐低头职业者，颈项、肩臂疼痛，甚则放射至前臂，手指麻木，劳累后加重，项部僵直或肿胀，活动不利，肩胛冈上下窝及肩峰有压痛。舌质紫黯有瘀点，脉涩。

3. **肝肾亏虚型**　颈项、肩臂疼痛，四肢麻木乏力。伴头晕眼花、耳鸣、腰膝酸软、遗精或月经不调。舌红、少苔，脉细弱。

【诊断要点】

1. 发病缓慢，以头枕、颈项、肩背、上肢等部疼痛以及进行性肢体感觉和运动功能障碍为主症。轻者头晕，头痛，恶心，颈肩疼痛，上肢疼痛、麻木无力；重者可导致瘫痪，甚至危及生命。

2. 按受压部位的不同，一般可分为神经根型、脊髓型、交感型、椎动脉型、混合型等。开始常以神经根压迫和刺激症状为主要表现，以后逐渐出现椎动脉、交感神经及脊髓功能或结构上的损害，并引起相应的临床症状。

3. X线颈椎摄片可见颈椎体有唇状骨刺突出，小关节及椎间孔周围骨质密度增加，颈椎前突生理曲度消失。

【治疗】

1. 靳三针疗法

主穴：颈三针、手三针、肩三针。

配穴：风寒痹阻者，加风门、风府，以祛风通络；劳损血瘀者，加膈俞、太冲，以活血化瘀，通络止痛；肝肾亏虚，加肝俞、肾俞、足三里，以补益肝肾、生血养筋；根据压痛点所在取肩井、天宗以疏通经气、活络止痛；头晕、头痛、目眩者，加百会、风池、太阳，以祛风醒脑、明目止痛；恶心、呕吐，加以天突、内关，调理胃肠。

2. 其他疗法

（1）皮肤针：叩刺大椎、大杼、肩中俞、肩外俞，使皮肤发红并有少量出血，然后加拔火罐。

（2）耳针：取颈椎、肩、颈、神门、交感、肾上腺、皮质下、肝、肾。每次选3~4穴，毫针强刺激，留针20~30分钟；亦可用王不留行贴压。

（3）电针：取颈部夹脊穴、大椎、风池、肩中俞、大杼、天宗。每次选用2~4穴，针刺得气后接通电针仪，以连续或疏密波刺激20分钟。

（4）穴位注射：取大杼、肩中俞、肩外俞、天宗，用1%普鲁卡因注射液 2ml 或维生素 B_1 注射液、维生素 B_{12} 注射液各 2ml，每穴注射 0.5ml。

（二）肩关节周围炎

【定义】肩关节周围炎简称"肩周炎"，是指肩部酸重疼痛及肩关节活动受限、强直的临床综合征。

本病属于中医"肩痹"范畴。中医根据其发病原因、临床表现和发病年龄等特点称为"漏肩风""肩凝症""冻结肩""五十肩"。女性发病率高于男性。

【病因病机】本病的发生与慢性劳损有关，患者可有外伤史。主要病理是慢性退行性改变，多继发于肱二头肌腱腱鞘炎、冈上肌腱炎或肩峰下滑囊炎。某些患者与感染性病灶或内分泌功能有关。

中医认为本病的病变部位在肩部的经脉和经筋。五旬之人，正气不足，营卫渐虚，若局部感受风寒，或劳累闪挫，或习惯偏侧而卧，筋脉受到长期压迫，遂致气血阻滞而成肩痹。肩痛日久，局部气血运行不畅，气血瘀滞，以致患处肿胀粘连，最终关节僵直，肩臂不能举动。

【临床分型】

1. **太阴经证** 以肩前中府穴区疼痛为主，后伸疼痛加剧。

2. **阳明、少阳经证** 以肩外侧肩髃、肩髎穴处疼痛为主，三角肌压痛，外展疼痛加剧。

3. **太阳经证** 以肩后侧肩贞、臑俞穴处疼痛为主，肩内收时疼痛加剧。

【诊断要点】

1. 本病早期以剧烈疼痛为主，单侧或双侧肩部酸痛，并可向颈部和整个上肢放射，日轻夜重，患肢畏风寒，手指麻胀。肩关节呈不同程度僵直，手臂上举、前伸、外旋、后伸等动作均受限制。

2. 后期则以肩部功能障碍为主，常因寒湿凝滞、气血痹阻导致肩部肌肉萎缩，疼痛反而减轻。

【治疗】

1. 靳三针疗法

主穴：肩三针、手三针。

配穴：太阴经证，加尺泽、阴陵泉；阳明、少阳经证，加手三里；太阳经证，加后溪、大杼、昆仑；痛在阳明、太阳经，加条口透承山。

2. 其他疗法

（1）芒针：取肩贞透极泉、条口透承山等。肩不能抬举者可局部多向透刺，使肩能抬举。条口透承山时边行针边令病人活动四肢，动作由慢到快，用力不宜过猛，以免引起疼痛。

（2）刺络拔罐：对肩部肿胀疼痛明显而瘀阻浅表者，可用皮肤针中强度叩刺患部，使局部皮肤微微渗血，再加投火罐；如瘀阻较深者，可用三棱针点刺 2~3 针致少量出血，再加拔火罐，使瘀血外出，邪去络通，每周 2 次。

（3）耳针：取肩、肩关节、锁骨、神门、对应点等。每次选 3~4 穴，毫针强刺激，留针 30 分钟；也可用王不留行贴压。

（4）电针：取肩前、曲池、外关等穴，每次选 2~3 穴，接通电针仪，早期用连续波、后期用断续波强刺激 10~15 分钟。

（5）穴位注射：在肩部穴位注射当归、川芎、元胡、红花等注射液或 10%葡萄糖注射液、维生素 B_1 注射液，每穴 0.5ml。如压痛点广泛，可选择 2~3 个压痛最明显处注射。

（三）腰痛

【定义】腰痛指因外感、内伤或挫闪导致腰部气血运行不畅，或失于濡养，引起腰脊或脊旁部位疼痛为主要症状的一种病证。又称"腰脊痛"。

西医学的腰肌纤维炎、强直性脊柱炎、腰椎骨质增生、腰椎间盘病变、腰肌劳损等腰部病变以及某些内脏疾病，凡以腰痛为主要症状者，可参照本病治疗。

【病因病机】腰痛病因分为内伤、外感与跌仆挫伤，基本病机为筋脉痹阻，腰府失养。内伤多为禀赋不足，肾亏腰府失养；外感为风、寒、湿、热诸邪痹阻经脉，或劳力扭伤，气滞血瘀，经脉不通而致腰痛。

【临床分型】

1. **寒湿型** 腰部冷痛重着，转侧不利，逐渐加重，静卧病痛不减，寒冷和阴雨天则加重。舌质淡，苔白腻，脉沉而迟缓。

2. **湿热型** 腰部疼痛，重着而热，暑湿阴雨天气症状加重，活动后或可减轻，身体困重，小便短赤。苔黄腻，脉濡数或弦数。

3. **瘀血型** 腰痛如刺，痛有定处，痛处拒按，日轻夜重，轻者俯仰不便，重则不能转侧。舌质黯紫，或有瘀斑，脉涩。部分病人有跌仆闪挫病史。

4. **肾虚型**

（1）肾阴虚型：腰部隐隐作痛，酸软无力，缠绵不愈，心烦少寐，口燥咽干，面色潮红，手足心热。舌红少苔，脉弦细数。

（2）肾阳虚型：腰部隐隐作痛，酸软无力，缠绵不愈，局部发凉，喜温喜按，遇劳更甚，卧则减轻，常反复发作，少腹拘急，面色㿠白，肢冷畏寒。舌质淡，脉沉细无力。

【诊断要点】

1. 急性腰痛，病程较短，轻微活动即可引起一侧或两侧腰部疼痛加重，脊柱两旁常有明显的按压痛。

2. 慢性腰痛，病程较长，缠绵难愈，腰部多隐痛或酸痛。常因体位不当，劳累过度，天气变化等因素而加重。

3. 本病常有居处潮湿阴冷、涉水冒雨、跌仆挫闪或劳损等相关病史。

4. 血常规、抗溶血链球菌"O"、红细胞沉降率、类风湿因子等检查，有助于风湿和类风湿等疾病的诊断；拍摄腰椎 X 线片或 CT 有助于腰椎病变的诊断；血、尿检查和泌尿系统影像学检查，有助于泌尿系统疾病的诊断；妇科检查可排除妇科疾病引起的腰痛。

【治疗】

1. 靳三针疗法

主穴：腰三针。

配穴：寒湿型，灸大椎穴，以温阳散寒；瘀血型，加膈俞，以活血化瘀；肾虚型，灸命门，以益肾壮腰。

2. 其他疗法

（1）穴位注射法：取地塞米松 5ml 和普鲁卡因 2ml 混合液注射于痛点，每穴 0.5~1ml。每日 1 次。

（2）中药疗法：寒湿型用甘姜苓术汤加减，以温阳散寒；湿热型用四妙散加减，以清热祛湿；瘀血型用身痛逐瘀汤加减，以活血化瘀；肾阴虚用左归丸加减，以滋阴补肾；肾阳虚用右归丸加减，以温肾壮阳。

（四）坐骨神经痛

【定义】 坐骨神经痛是指沿坐骨神经通路（腰部、臀部、大腿后侧、小腿后外侧及足外侧）以放射性疼痛为主要特点的综合征。

中医对本病早有认识，古代文献中称为"坐臀风""腿股风""腰腿痛"等。

【病因病机】腰部闪挫、劳损、外伤等原因可损伤筋脉，导致气血瘀滞，不通则痛；久居湿地，或涉水、冒雨，衣着单薄、汗出当风，风寒湿邪入侵，痹阻腰腿部；或湿热邪气浸淫，或湿浊郁久化热，或机体内蕴湿热，流注足太阳、少阳经脉，均可导致腰腿痛。本病主要属足太阳、足少阳经脉及经筋病症。

【临床分型】本病通常分为根性坐骨神经痛和干性坐骨神经痛两种，临床上以根性坐骨神经痛多见。

1. **根性坐骨神经痛** 病位在椎管内脊神经根处，常继发于腰椎管狭窄、腰椎间盘突出症、脊柱炎、脊柱裂（结核）等。主要表现为自腰部向一侧臀部、大腿后侧、小腿后外侧直至足背外侧放射，腰骶部、脊柱部有固定而明显的压痛、叩痛，小腿外侧、足背感觉减退，膝腱、跟腱反射减退或消失，咳嗽或打喷嚏等导致腹压增加时疼痛加重。

2. **干性坐骨神经痛** 病变部位在椎管外沿坐骨神经分布区，常见于髋关节炎、骶髂关节炎、臀部损伤、盆腔炎及肿物、梨状肌综合征等疾患。腰痛不明显，臀部以下沿坐骨神经分布区疼痛，在坐骨孔上缘、坐骨结节与大转子之间、腘窝中央、腓骨头下、外踝后等处有压痛，小腿外侧足背感觉减退，跟腱反射减退或消失，腹压增加时无影响。

【诊断要点】

1. 以腰部或臀部、大腿后侧、腿后外侧及足外侧出现放射性、电击样、烧灼样疼痛为主症。患股不敢伸直，常呈保护性体位，身体向健侧倾斜，直腿抬高试验阳性。

2. 腰椎 X 线片、肌电图、CT 等检查有助于本病的诊断。

【治疗】

1. 靳三针疗法

主穴：坐骨针。

配穴：有腰骶部疼痛者，加肾俞、大肠俞、腰阳关、腰夹脊、阿是穴，以疏调腰部经络之气；与天气变化有关者，加灸大椎、阿是穴，以温经止痛；气滞血瘀者，加膈俞、合谷、太冲，以化瘀止痛。

2. 其他疗法

（1）刺络拔罐：用皮肤针叩刺腰骶部；或用三棱针在压痛点刺络出血，并加拔火罐。

（2）电针：根性取腰夹脊、阳陵泉或委中；干性取秩边或环跳、阳陵泉或委中，针刺得气后接通电针仪，用密波或疏密波，刺激量逐渐由中度到强度。

（3）穴位注射：用 10% 葡萄糖注射液 10～20ml，加维生素 B_1 100mg，注射腰夹脊及秩边等穴，在出现强烈向下放射的针感时稍向上提，将药液迅速推入，每穴 5～10ml。疼痛剧烈时亦可用 1% 普鲁卡因注射液 5～10ml，注射于阿是穴或环跳穴。

（五）尿失禁

【定义】尿失禁是清醒状态下小便不能控制而自行流出的一种疾病，属中医"小便不禁"范畴。

【病因病机】本病多由劳伤、忧思、疲劳、病后气虚、老年肾亏等，使下元不固、膀胱失约而致。其他如湿热或瘀血积于膀胱亦可致尿失禁。

【临床分型】

1. 肾气不固型 小便不禁，尿液清长，神疲怯寒，腰膝酸软，207

两足无力。舌质淡，苔薄，脉沉细无力。

2. 脾肺气虚型 尿意频急，时有尿自遗，甚则在咳嗽、谈笑时也可出现尿失禁，小腹时有坠胀，面白气短。舌淡，脉虚软无力。

3. 湿热下注型 小便频数，排尿灼热，时有尿自遗，溲赤而臭。舌质偏红，苔黄腻，脉细滑数。

4. 下焦瘀滞型 小便不禁，小腹胀满隐痛，或可触及肿块。舌质黯或有紫斑，苔薄，脉涩。

【诊断要点】

1. 在清醒状态下小便不能控制而自行流出，或因咳嗽、喷嚏、行走、直立、用力、心情急躁、激动、大笑、高声呼叫、突受惊吓或听到滴水声时，小便自行流出。

2. 小便常规检查一般正常。膀胱尿道造影可确定有无梗阻、梗阻部位及程度。

【治疗】

1. 靳三针疗法

主穴：尿三针。

配穴：肾气不固，加命门，以补肾固本；脾肺气虚，加肺俞、脾俞、足三里，以补益肺脾；湿气下注，加阴陵泉、行间，以清利湿热；下焦瘀滞，加次髎、太冲，以活血行滞。

2. 其他疗法

（1）耳针：取膀胱、尿道、肾。毫针针刺，或用王不留行贴压。

（2）电针：取气海、关元、中极、足三里、三阴交，腹部三穴针刺时要求针感放射至前阴部，按电针用疏密或断续波刺激30分钟。每日1~2次。

三、五官科病证

（一）鼻炎

【定义】鼻炎是指鼻腔黏膜的炎性病变，常分为急性鼻炎、慢性鼻炎和过敏性鼻炎。急性鼻炎是鼻腔黏膜的急性感染性炎症；慢性鼻炎包括单纯性鼻炎、肥厚性鼻炎和萎缩性鼻炎，为鼻黏膜和黏膜下的慢性炎性疾病，可由急性鼻炎日久不愈迁延而来，或由灰尘或化学物质长期刺激而致。过敏性鼻炎又名"变态反应性鼻炎"，是由多种特异性致敏原引起的鼻黏膜变态反应性疾病。

【病因病机】急性鼻炎属于中医"伤风""感冒"范畴，常由风寒外袭、肺气不宣，或风热上犯、肺失清肃，邪毒上聚鼻窍而发。慢性鼻炎属于中医"鼻窒""鼻槁"范畴，多由肺脾气虚，邪滞鼻窍，或邪毒久留、气滞血瘀，阻塞鼻窍而成。过敏性鼻炎属中医"鼻鼽'范畴，多由肺气虚弱或脾虚、肾亏使肺气受损，风寒乘虚而入，犯及鼻窍，津液停聚，遂致鼻窍阻塞而成。

【临床分型】

1. **外感风寒型** 鼻塞较重，喷嚏频作，涕多而清稀，鼻音重浊，伴头痛身痛，无汗恶寒。舌淡，苔薄白，脉浮紧。

2. **外感风热型** 鼻塞而干，时重时轻，或鼻痒气热，涕少黄稠，发热恶风，头痛咽痛，口渴喜饮。舌质红、苔白或微黄，脉浮数。

3. **气虚邪滞型** 鼻塞时轻时重或昼轻夜重，涕黏而稀，遇寒加重，头晕头重，舌淡红，苔薄白，脉缓。兼肺气虚者，鼻腔发痒闷胀，喷嚏频作，鼻塞，流清涕，自汗；兼脾气虚者，气短声低，倦怠懒言，纳差，腹胀、腹泻；兼肾气虚者，形寒肢冷，腰膝酸软。

舌胖而淡、苔薄白，脉虚弱。

【诊断要点】

1. 急性鼻炎以鼻塞、流涕、喷嚏、嗅觉减退为主要症状。常感周身不适；小儿症状较重，可伴消化道症状，甚或高热、惊厥。慢性单纯性鼻炎表现为间歇性或交替性鼻塞，昼轻夜重，多涕，常为黏液性，间或伴有少量黏脓性涕。慢性肥厚性鼻炎鼻塞呈持续性，涕少，为黏脓性，不易排出，伴头胀痛、精神不振，可有邻近器官（中耳、鼻窦、咽、喉）受累症状，嗅觉明显减退。萎缩性鼻炎除鼻塞外，常伴鼻咽干燥、鼻出血、嗅觉障碍、鼻臭等。过敏性鼻炎呈发作性鼻痒，流清涕，打喷嚏，可有其他变态反应性疾病病史。

2. 鼻腔及鼻黏膜检查、鼻分泌物涂片等检查可明确分类分型诊断。

【治疗】

1. 靳三针疗法

主穴：鼻三针。

配穴：外感风寒，加列缺、风池，以疏风散寒；外感风热，加曲池、外关，疏风清热；气虚邪滞，加百会、肺俞，以补气祛邪；肺气虚，加肺俞、太渊，以补益肺气；脾气虚，加脾俞、足三里，以补中益气；肾气虚，加命门、肾俞，以补肾助肺。

2. 其他疗法

（1）耳针：取内鼻、肾上腺、额、肺、大肠、脾、肾，每次选3~5穴，毫针浅刺，留针20~30分钟；或埋针、王不留行贴压。

（2）穴位注射：取合谷、迎香等穴，用复合维生素 B_1 注射液、丹参注射液、当归注射液，每穴注入 0.2~0.5ml，隔日 1 次。

（3）穴位贴敷：取大椎、肺俞、膏肓、肾俞、膻中等穴，用白芥子30g，延胡索、甘遂、细辛、丁香各10g，研成粉末，用辣椒水调糊，涂纱布上，撒上适量肉桂粉，贴敷上穴（一般在上午贴），保留 4 小时以上，每周 1 次，连续 3 次。

（二）耳鸣耳聋

【定义】耳鸣、耳聋为听觉异常的两种症状。耳鸣是指以自觉耳内鸣响为主症，可伴有耳聋；耳聋亦可由耳鸣发展而来。耳聋是以听力不同程度的减退或丧失为主症。耳鸣耳聋在病因病机和针灸治疗方面大致相同，故合并论述。

西医学的先天性耳聋、中耳炎、听神经病变、高血压、某些药物中毒、噪声、全身慢性疾病等引起的耳鸣、耳聋均属于本病范畴。

【病因病机】本病有内、外因之分。内因多由情志不舒，气郁化火；或暴怒伤肝，肝气上逆，循经上扰清窍；或饮食不节，水湿内停，聚而为痰，痰郁化火，扰及耳窍；或脾胃虚弱，气血化生不足，耳失荣养；或禀赋不足，或病后肾元亏损，或年老肾衰，髓海空虚，耳窍失养而致。外因多由风邪侵袭，犯及清窍所致。亦有因突然暴响震伤、长期噪声骚扰或药物损伤等。

【临床分型】

1. **风邪外袭型**　开始多有感冒症状，继之猝然耳鸣、耳聋、耳闷胀。伴头痛、恶风、发热、口干。舌质红、苔薄白或薄黄，脉浮数。

2. **肝胆火盛型**　耳鸣、耳聋每于郁怒之后突发或加重，或有耳胀痛。伴头痛、面赤，口苦咽干、心烦易怒、大便秘结。舌红、苔黄，脉弦数。

3. **痰火郁结型**　耳鸣如蝉，闭塞如聋。伴头晕目眩、胸闷痰多。舌红、苔黄腻，脉弦滑。

4. **肾精亏损型**　耳聋渐至，耳鸣夜间尤甚。兼失眠、头晕、腰

211

膝酸软。舌红、苔少或无，脉细弦或细弱。

5. 脾胃虚弱型 耳鸣、耳聋时轻时重，遇劳加重，休息则减。伴神疲乏力、食少腹胀，大便溏。舌淡、苔薄白或腻，脉细弱。

【诊断要点】

1. 耳鸣表现为自觉耳内鸣响，声调多种，或如蝉鸣，如风声，如雷鸣，如潮声，如汽笛声，如哨音等。约 80% 的耳鸣患者伴有耳聋。

2. 耳聋表现为听力不同程度减退或完全丧失，部分患者伴有耳鸣、耳道阻塞感。

3. 各种听力检查有助于诊断。

【治疗】

1. 靳三针疗法

主穴：耳三针加外关、中渚。

配穴：风邪外袭，加风池、合谷，以疏风清热；肝胆火盛，加行间、丘墟、足临泣，以清泻肝胆之火；痰火郁结，加丰隆、内庭，以豁痰泻火；肾精亏损，加肾俞、太溪、关元，以补肾填精，上荣耳窍；脾胃虚弱，加气海、足三里、脾俞，以补益脾胃、濡养耳窍。

2. 其他疗法

(1) 耳针法：取神门、内耳、肝、胆、脾、肾、耳尖、内分泌，每次选用 3~5 穴，双耳交替使用，毫针刺用中等刺激，留针 30 分钟，每日或隔日 1 次，1 次为 1 个疗程。亦可用王不留行贴压。

(2) 头针法：选两侧晕听区，毫针刺激，间歇行针，留针 20 分钟，每日或隔日 1 次。

(3) 穴位注射法：选听宫、翳风、完骨。用山莨菪碱（654-2）注射液，每次两侧各选 1 穴，每穴注射 0.5ml；或用维生素 B_{12} 注射液，每穴 0.2~0.8ml，隔日 1 次。

（4）激光照射：取翳风、耳门、听宫、听会、足三里、中渚、太溪，每次选用 2 ~ 4 穴，用 10mW 氦-氖激光仪，聚焦光柱 0.2 ~ 0.5cm，每穴照射 5 分钟，每日 1 次。

（三）斜视

【定义】斜视古称"阳目""风牵偏视""双目通睛"，是抬眼睛注视目标时黑睛向内或向外偏斜的眼病。相当于西医学的麻痹性斜视。

【病因病机】先天性斜视多由于发育异常、产伤所致；后天性斜视多由于肿瘤、血管性疾病所致。

中医认为本病多因脾胃之气不足，络脉空虚，风邪乘虚侵袭，目系拘急而成；或肾阴亏虚，肝风内动；抑或外伤，气血瘀滞，经筋弛缓，目珠维系失衡而致。

【临床分型】

1. 风邪袭络型 发病急骤，伴有眼痛，上睑下垂，头痛发热。舌红、苔薄，脉弦。

2. 肝风内动型 头晕目眩，耳鸣，面赤心烦，肢麻震颤。舌红、苔黄，脉弦。

3. 瘀血阻络型 有外伤病史，伤后眼偏斜，可见胞睑、白睛瘀血，头痛眼胀，恶心呕吐。舌红，苔薄，脉弦。

【诊断要点】以一眼或双眼黑睛向内或向外偏斜，转动受限，视一为二为主症。

【治疗】

1. 靳三针疗法

主穴：眼三针。

配穴：风邪袭络型，加风池、合谷，以祛风通络；肝风内动

213

型，加太冲、太溪，以滋阴潜阳、平肝息风；瘀血阻络型，加光明、太冲，以化瘀通络。内直肌麻痹，加睛明、攒竹、印堂；外直肌麻痹，加瞳子髎、太阳；上直肌麻痹，加上攒竹；下直肌麻痹，加四白；上斜肌麻痹，加球后、四白；下斜肌麻痹，加丝竹空、上明。

2. 其他疗法

（1）皮肤针：取眼眶周围脑穴及太阳、风池等，用中强度刺激，每日1次。

（2）电针：以眼眶周围穴攒竹、四白、瞳子髎、太阳为主，亦可配合四肢远端穴位如合谷、太冲、太溪、光明、足三里等。进针得气后，选用疏密波或断续波，电流强度以患者能耐受为度，每次20~30分钟，隔日1次。

四、妇儿科病证

（一）脑性瘫痪

【定义】脑在生长发育完成以前受到某种侵害、损伤而造成的永久性的异常姿势及运动异常。这种姿势和运动的异常随着患儿的生长发育而不断变化。

【病因】直接原因是脑损伤和脑发育缺陷，其他原因有家庭因素、母体因素、分娩因素和新生儿因素。

【临床分型】脑瘫患儿临床表现复杂多样，一般临床分型如下：

1. 痉挛型 表现为当垂直抱起患儿时，其双下肢伸直，两脚呈剪刀样；若将其放在地上，双足则悬空而足尖着地；头不能自主控制在正中位置，歪斜而无力；起立步行两腿呈交叉肢位、尖足，膝关节屈曲挛缩，踝关节内翻变形。

2. 手足徐动型 表现为非对称的不自然姿势，做不出完整的灵活动作，反而表现出意图相反的不随意运动。安静时不随意运动消失，紧张时颜面、颈部、上肢出现不随意运动，可见皱眉、手臂后背、手和指尖出现不随意运动，称为"紧张性手足徐动型"。

3. 共济失调型 表现为不能完成正确的动作，手和头部出现震颤，呈醉酒步态。语言缺少抑扬声调。眼球震颤，肌张力低下，触觉异常和深部感觉异常。

4. 混合型 有两种或两种以上病型混合的脑性瘫痪。

5. 弛缓型 表现为没有维持姿势功能，在无外界因素刺激下，处于完全瘫软状态——呈青蛙姿势。一旦受到外来的刺激，患儿的肌张力就会迅速升高，出现肌张力的亢进，以背部伸肌为主，呈现角弓反张。

【诊断要点】按照 1988 年全国小儿脑性瘫痪座谈会制定的标准，脑性瘫痪是出生前至出生后 28 天内发育时期非进行性脑损伤所致的综合征。主要表现为中枢性运动障碍及姿势异常，如同时符合以下几条，即可诊断。

1. 婴儿期出现的中枢性瘫痪。

2. 可伴有智力低下、惊厥、行为异常、感觉障碍及其他异常。

3. 需排除进行性疾病所致的中枢性瘫痪及正常儿一过性运动发育落后。

【治疗】

1. **靳三针疗法**

主穴：四神针、颞三针、脑三针。

配穴：根据临床分型结合症状，好动难静属阳者，配足三针加

215

人中；语言障碍、流涎者，配舌三针、手智针；听力差者，配耳三针；肢体瘫痪者，配手三针、足三针；智力低下者，配智三针、手智针；久病体弱者，配五脏背俞穴。

2. 其他疗法

（1）穴位注射法：肝肾阴虚者，选用肝俞、肾俞；心脾两虚者，选用心俞、脾俞以及四肢穴位（如曲池、足三里、风市等）轮流进行穴位注射。药物可选用维生素 B_{12}、维丁胶性钙、胎盘注射液、脑活素注射液等，每次选用 2 个穴位，每日 1 次。

（2）中药疗法：采用"真人益智宝"，1~5 岁每次 2 粒，6~14 岁每次 3 粒，每日 2 次，早晚口服，4 个月为 1 个疗程。

（二）注意缺陷伴多动症

【定义】注意缺陷伴多动症是一种常见的儿童时期神经精神病综合征，习称"儿童多动症"。以多动、注意力不集中、参与事件能力差但智力基本正常为特点。

本病属于中医脏躁、躁动证的范畴，与健忘、失聪亦有关联。多见于学龄期儿童，男孩多于女孩。预后良好，绝大多数患儿青春期逐渐好转而痊愈。

【病因病机】本病的发病原因尚不明了，一般认为可能有遗传倾向。还可能与脑损伤诸如早产、中枢神经系统感染、中毒等有关。心理因素可能是诱因。中医学认为本病由先天不足、肾精亏虚，心脾两虚、脑髓不充，肝阳上亢、元神受扰而致。

【临床分型】

1. 肾虚肝亢型 手足多动，动作笨拙，性格暴躁，冲动任性，难以静坐；或五心烦热，盗汗，大便秘结。舌红、苔薄，脉细弦。

2. 心脾两虚型 心神不宁，神疲乏力，形体消瘦或虚胖，多动而不暴躁，言语冒失，做事有始无终，健忘，自汗盗汗，偏食纳少，面色无华。舌淡嫩、苔少或薄白，脉虚弱。

【诊断要点】患儿好动，坐立不安，难以持久地集中注意力，很难有始有终地完成一种任务，易受外来影响而激动，难以控制地活动过多，说话过多，不守纪律，任性冲动，情绪不稳，参与事件能力差，但智力接近正常或完全正常。由于在学习中缺乏必要的注意力而导致学习成绩下降或学习困难，少数人有认知障碍。

【治疗】

1. 靳三针疗法

主穴：手智针。

配穴：肾虚肝亢，加肾俞、行间，以补肾填精、平降肝阳；心脾两虚，加心俞、脾俞、足三里，以益养心脾。

2. 其他疗法

（1）耳针：取皮质下、心、肾、神门，针刺、埋针或用王不留行贴压，每周2次。

（2）头针：取顶颞前斜线、额中线、顶中线、顶旁1线、顶旁2线。毫针刺入后，予疏密波电流刺激20分钟，隔日1次。

（三）月经不调

【定义】月经不调是指月经的周期、经色、经量、经质出现异常改变。本篇仅重点介绍月经周期的异常，但是月经周期在临床上往往伴随经量、经色、经质的异常。

月经不调一般包括月经先期、月经后期和月经先后无定期。

【病因病机】中医认为月经多与肝、脾、肾有密切关系，肾气旺盛，肝脾调和，冲任脉盛，经血才会按时而下。若素体阳盛，过食辛辣，助阳生火，热伏冲任；或情绪急躁易怒或抑郁，肝郁化火，热扰血海；或久病阴液亏损，阴虚内热，扰动冲任；或饮食不节，劳倦过度，思虑伤脾，脾虚统摄无权而发为月经先期。外感寒邪，血为寒凝，或久病伤阳，运血无力，或久病体虚，阴血亏损，或饮食劳倦，思虑伤脾，化源不足，而发为月经后期。若情志抑郁，疏泄失常；或肝气不舒，血为气滞；或肾气亏虚，失其封藏，冲任失调，以致血海溢蓄失常，而发月经先后无定期。

【临床分型】

1. **气虚型** 经期多提前，月经色淡质稀，神疲肢倦，小腹空坠，纳少便溏。舌淡、苔白，脉细弱。

2. **血虚型** 经期多错后，月经量少、色淡、质稀，小腹隐痛，头晕眼花，心悸少寐，面色苍白或萎黄。舌苔少，脉细弱。

3. **肾虚型** 经期或前或后，月经量少、色淡、质稀，头晕耳鸣，腰骶酸痛。舌淡、苔薄，脉沉细。

4. **气郁型** 经行不畅，经期或前或后，经量或多或少，色紫红、有血块，胸胁、乳房及少腹胀痛，喜叹息。苔薄黄，脉弦。

5. **血热型** 经期提前，月经量多，色深红或紫红，经质黏稠，心胸烦热，面赤口干，大便秘结，舌红、苔黄，脉滑数者，为实热证；经期提前，月经量少，色红质稠，潮热盗汗，手足心热，腰膝酸软，舌红、苔少，脉细弱者，为虚热证。

6. **血寒型** 经期错后，月经量少，色黯红、有血块，小腹冷痛，得热痛减，畏寒肢冷。苔白，脉沉紧。

【诊断要点】

1. **月经先期** 月经周期提前 7 日以上，甚至 10 余日一行。

2. **月经后期** 月经推迟 7 日以上，甚至 40~50 日一潮，为月经后期。

3. 月经先后无定期　月经提前或错后 1~2 周，经量或多或少，连续 2 个月经周期以上。

【治疗】

1. 靳三针疗法

主穴：阴三针。

配穴：气虚，加足三里、脾俞，以健脾胃、益气血；血虚，加脾俞、膈俞，令气血生化之源旺盛；肾虚，加肾俞、太溪，以调补肾气；气郁，加太冲、期门，以疏肝解郁；血热，加行间、地机，以清泻血分之热；血寒，加灸命门，以温通胞脉、活血通经。

2. 其他治疗

（1）耳针法：选皮质下、内生殖器、内分泌、肾、肝、脾，捻转法中等刺激，每日 1 次，每次留针 15~20 分钟。也可王不留行贴压，每 3~5 日更换 1 次。

（2）皮肤针法：选背部第 2 腰椎以下夹脊穴或背俞穴，下腹部任脉、肾经、脾胃经，下肢足三阴经。用梅花针叩刺，至局部皮肤潮红，隔日 1 次。

（四）不孕症

【定义】不孕症又称绝子、无子，指育龄期妇女夫妻同居，未采取避孕措施且配偶生殖功能正常，婚后有正常性生活，同居 1 年以上而未怀孕者，或曾有过生育或流产，而又 1 年以上未怀孕者；前者称原发性不孕，后者称继发性不孕。

西医学的输卵管炎、卵巢炎、子宫内膜炎、宫颈炎以及内分泌失调等病症引起的不孕均可参照本病治疗。

【病因病机】不孕症的发生，与肾精关系密切。常因先天肾气不充，精血不足，冲任脉虚，胞脉失养；或因情志不畅，肝气郁结，疏泄失常，气血不和，冲任失调，不能相资；或因体胖或恣食肥甘厚腻而致脾失健运，痰湿内生，痰瘀互结，气机不畅，胞脉受阻，久而不能摄精成孕。

【临床分型】

1. **肾虚胞寒型**　月经不调，量少、色淡，腰酸腹冷，带下清稀，性欲淡漠。舌淡、苔薄白，脉沉细而弱。

2. **冲任血虚型**　月经推后，量少、色淡或经闭，面黄体弱，疲倦乏力，头昏心悸。舌淡，少苔，脉沉细。

3. **气滞血瘀型**　月经推后或先后不定期，量少、色紫有血块，经前乳房及胸胁胀痛，腰膝疼痛拒按。舌紫黯或有瘀斑，脉弦涩。

4. **痰湿阻滞型**　月经推后，量少、色淡，白带量多、质稠，形体肥胖，面色㿠白，口腻，纳呆，大便不爽或稀溏。舌胖色淡、舌边有齿痕、苔白腻，脉滑。

【诊断要点】

1. 排除男方不育和女方自身生殖系统器质性病变等因素。

2. 女性在与配偶同居并未避孕的情况下1年未孕。

3. 伴有月经不调或痛经、闭经等症。

【治疗】

1. **靳三针疗法**

主穴：阴三针。

配穴：肾虚胞寒，加灸肾俞、命门、神阙，以补益肾阳、暖宫散寒；冲任血虚，加气海、血海，以益气养血、充实胞脉；气滞血瘀，加太冲、膈俞，行气活血、疏肝解郁；痰湿阻滞，加丰隆、阴陵泉，化痰通络、利湿导滞。

2. 其他疗法

耳针法：取内生殖器、皮质下、肾、肝、内分泌，每次 2~3 穴，两耳交替。毫针刺法在月经周期第 12 天开始，每日 1 次，连续 3 天，中等刺激。亦可用揿针埋藏或用王不留行贴压。

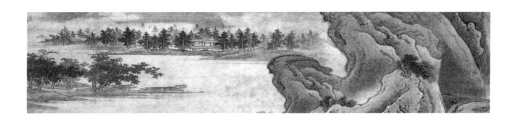

主要参考文献

1. 晋·皇甫谧编集. 黄龙祥整理. 针灸甲乙经 [M]. 北京：人民卫生出版社，2006.

2. 明·杨继洲. 针灸大成 [M]. 北京：人民卫生出版社，2006.

3. 唐·王冰. 黄帝内经 [M]. 北京：中医古籍出版社，2003.

4. 金·成无己. 注解伤寒论 [M]. 北京：人民卫生出版社，2005.

5. 孙国杰. 针灸学 [M]. 6 版. 上海：上海科学技术出版社，1997.

6. 王启才. 针灸治疗学 [M]. 2 版. 北京：中国中医药出版社，2007.

7. 袁青. 靳三针问答图解 [M]. 广州：广东经济出版社，2003.

8. 严振国. 正常人体解剖学 [M]. 上海：上海科学技术出版社，1995.

9. 严振国. 穴位解剖与临床应用 [M]. 上海：上海中医药大学出版社，2006.

10. 周仲瑛. 中医内科学 [M]. 北京：中国中医药出版社，2003.

11. Pearsall P. The heart's code：tapping the wisdom and power of our heart energy [M]. New York：Broadway Books，1999.

12. 王唯工. 气的乐章 [M]. 北京：中国人民大学出版社，2015.